中医医院学科建设精细化管理

主　审： 伊文刚　曹向阳

主　编： 张　虹

副主编：（以姓氏笔画为序）

王庆丰　叶艳蓉　白雨微　孟　璐　原　鹏　高思源　席世珍

编　委：（以姓氏笔画为序）

马　柯　马依林　王　之　王丹丹　韦可心　申　晟　朱梦真
刘培建　李　洋　李　峰　杨　洸　杨艳梅　时红磊　何洋芳
张　明　张凤丽　张庆炜　张韶国　陈文鹏　范　茹　赵　磊
侯梦晗　崔喜喜　梁　虹　韩　志　翟书会

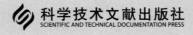
科学技术文献出版社
SCIENTIFIC AND TECHNICAL DOCUMENTATION PRESS

·北京·

图书在版编目（CIP）数据

中医医院学科建设精细化管理 / 张虹主编. —北京：科学技术文献出版社，2022.10
ISBN 978-7-5189-8186-1

Ⅰ.①中… Ⅱ.①张… Ⅲ.①中医医院—学科建设—研究 Ⅳ.①R197.4

中国版本图书馆 CIP 数据核字（2021）第 274056 号

中医医院学科建设精细化管理

策划编辑：王黛君　　责任编辑：吕海茹　　责任校对：张吲哚　　责任出版：张志平

出　版　者	科学技术文献出版社
地　　　址	北京市复兴路15号　邮编 100038
编　务　部	（010）58882938，58882087（传真）
发　行　部	（010）58882868，58882870（传真）
邮　购　部	（010）58882873
官 方 网 址	www.stdp.com.cn
发　行　者	科学技术文献出版社发行　全国各地新华书店经销
印　刷　者	天宇万达印刷有限公司
版　　　次	2022 年 10 月第 1 版　2022 年 10 月第 1 次印刷
开　　　本	787×1092　1/16
字　　　数	136千
印　　　张	10.75
书　　　号	ISBN 978-7-5189-8186-1
定　　　价	58.00元

前言

随着科技的进步和医疗卫生事业的发展，医院学科建设已逐渐显示出其主导医院发展的强劲趋势。学科建设有利于提高医院的科研创新能力和核心竞争力，有利于高层次人才培养，有利于医疗资源优化配置与有效利用，有利于全面提升服务质量和水平，从而促进医院全面、可持续发展。如何通过加强学科建设获取医院持续发展的核心驱动，加快医院专业化、特色化、高品质医疗建设步伐，成为医院管理者必须认真思考的问题。

中医医院学科建设具有其自身的特点与特殊性，如以提高中医临床疗效为主要目标、继承与创新并重、医药密不可分等。因此，中医医院学科建设要以持续提升中医药服务能力为核心任务，充分发挥医院在中医药学科建设方面的特色与优势，在临床实践中主动发现问题、总结规律，提出新观点、新理论，并积极开展中医药基础研究与临床研究，促使理论创新与实践创新互相促进，实现医院学科建设的可持续发展。将精细化的管理理念运用于中医医院的学科建设中，促使其管理由粗放式转变为精细化管理的进程，对加快医院学科建设的发展，必将起到有效的推动作用。

精细化管理是一个贯穿中医医院学科发展全程的管理模式，要求把精细化管理的思想、作风、态度贯彻到学科发展的方方面面。本书立足于中医医院学科建设的精细化管理，分别从中医医院概述、学科建设概论、精细化管理概论、中医医院精细化管理、中医医院学科建设精细化管理等方面，系统阐释了中医医院学科建设精细化管理的重要性和决定其稳步发展的关键要素。

本书作为对中医医院学科建设精细化管理的一次全方位的探讨，具有较强的创新性和重要的社会价值，为从事中医医院学科建设和医院管理的相关人员提供了重要的理论参考和指导依据，对提高中医医院的学科建设水平，提升医院的管理模式，寻找新的学科增长点，增强中医医院的特色优势，继承和发扬传统中医药学，提供了一定的理论贡献和实践意义。

　　由于本书涉及面广，加之撰写时间有限，恐有不妥之处，敬请广大读者批评指正，以助我们不断完善。

编委会

2022 年 07 月

目录

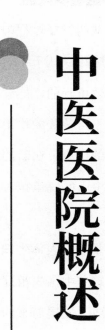

第一章 中医医院概述

第一节 中医医院概论

一、中医医院概述

在人类文明发展过程中，医疗卫生是其要素之一。中医药学在中国积厚流光、历史悠久，几千年的临床实践证明了中医药在疾病的医治、防治和养生方面是有效可行的，能够为人民的身体健康提供重要保障。当今社会，中医仍发挥着不可替代的作用，尤其在抗击非典和新型冠状病毒肺炎疫情中起了举足轻重的作用。在新的历史时期，作为以中医诊断、中药治疗为特色的医疗机构，中医医院承担着发挥中医药特色、传承祖国传统医学、提高临床疗效的职责。

中医学是研究人体生理、病机、诊断、治疗、康养等方面的一门学科。它传承和记载着中国先祖同疾病做斗争的经验和理论知识，是通过长期医疗实践逐步形成并发展而来的医学理论体系。对中医医院来说，其办院的出发点及落脚点均为提供优质的中医药服务，满足人民群众不断提升的对中医药服务的需求。

在第四次世界生命科技大会上，中国工程院张伯礼院士做了专题报告。报告中，张伯礼院士对中医的治病原理做了形象比喻：房间里面有点垃圾招了虫子，有的人就研究杀虫剂把虫子杀死，中医不研究杀虫剂也不研究虫子，我们研究垃圾，把垃圾清扫出去了，屋里就干净了。西医关注病毒，中医关注症候。中医治病就是针对症状来治疗，中医治病的原理就是清理人体的垃圾。

中医医院必须具有运用中医药防治疾病的意识与能力。何为中医药防治疾病？其核心就在于诊断、治疗、预防工作中体现中医特色，运用中医理、法、方、药来诊疗及预防疾病，并在实践与理论的相互指导中不断提升其诊疗水平。

然而，这并不是要求中医医院摒弃西医，而是可以通过西药＋中药、中医疗法＋西医疗法等方式促进中西医的相互结合，进而达到更高水平的融合。对于任何学科来说，其发展都要吸收人类文明的先进成果，只要可以研究和发展中医，有益的西医现代科技成果也可以"拿来"为中医所用。

总之，在竞争日益激烈的医疗市场上，中医医院一定要守住自己的阵地，充分发挥中医药的优势与特色，在守正与创新中，履行好传承发展祖国医学的责任与义务。

二、中医医院的特点

中医医院以防、治、康、养为着力点保障人民群众健康，其服务对象涵盖患病人群、亚健康人群及健康人群。中医医院作为弘扬中医药传统文化、推广应用中医药特色诊疗技术的医疗机构，虽不以赢利为主要目的，但仍具有一定的商品经济和经营管理性质。同时，中医医院具有以自然科学技术、人文关怀和生活服务为主要工作内容的特点。

1. 知识经济

知识经济是与农业经济、工业经济相对应的概念，它以知识为基础、以脑力劳动为主体，工业化、信息化及知识化是知识经济现代化发展的三个阶段，高素质的人力资源是其重要的资源保障。

中医医院的经济与知识经济的特点相同，以资产投入的无形化、资源利用的智力化、经济发展的可持续化、知识利用的产业化、人均收入的差距化等为主要特点。数据显示，信息技术的运用在现代化的中医医院中已远远超过50%。因此，知识经济是一种以知识和信息的生产、分配、使用为核心，具有开放性、创新性与可持续发展性的经济体系。

2. 卫生服务

卫生服务是以政府为领导、以卫生机构为主体、以全科医师为骨干、合理使用医疗资源和适宜技术的服务。卫生服务以人的健康为核心，以人的需求为导向，以妇女、儿童、老年人、慢性病患者、残疾人士等为重点服务对象，以解决社会主要卫生问题，以满足基本卫生服务需求为主要任务，是集预防、医疗、急救、康复、保健、健康教育、教学和计划生育指导等为一体的卫生服务。

中医医院的质量集中体现在服务之中，具有一体性；"产品"不能储存，不会变质，不能运输，具有无形性；已经完成的任务因其不能被退回，更是具有高风险性，即使补救，也将以健康和痛苦为代价。因此，降低风险是医疗质量管理的基本目的。

3. 科学技术

科学技术决定着历史发展的轨迹，换而言之，科技的历史即人类对生命、自然、世界的认知史，更是人类智慧的发展史。科学技术作为改造自然、推动社会进步的重要力量，在科技发展日新月异的今天，"科学技术就是第一生产力"的观念愈加深入人心。

随着时代的不断发展，建立起与医疗卫生市场接轨的医学科学技术体系成为中医医院发展的方向：以吸收、引进科学技术为抓手，作为医院发展的龙头，树立牢固的科学技术观念；以开展基础性研究、临床性研究、应用性研究为手段，提升科学技术使用的意识；努力清除认知障碍，抓好科研与临床间的协同关系，实施科技奖励政策，形成科研、开发、临床一体化的模式，以科研进步促临床发展，进而为医院发展注入不竭动力。

4. 重视人与自然的关系

与其他学科不同的是，中医学的形成是长期而复杂的。经过数千年的历史积淀，它闪耀着古代唯物论和辩证法思想的光辉，不仅是人们对于生活现象、生理、病理变化，以及临床疗效的实践观察的综合，也是经过反复归纳、分析与对比，逐渐升华和抽象而成的。中医在古代朴素的唯物论和辩证法的指导下，将人视为一个以五脏为中心的有机整体，故而中医医师在面对诊疗对象时，首先将其作为一个整体进行辨证诊断，而不是一叶障目，更不是以只看局部而不看全体的思维来对待的。

人和自然是一个和谐共生的整体，人的生老病死、喜怒哀乐具有与自然界春夏秋冬、物竞天择类似的自然属性。自然界具有规律性，且所有规律均具有科学性，因此称为自然科学。中医学研究人与自然的关系，时时刻刻把人放到自然界中去考量、分析、研究，因此中医学也具备自然科学的属性。譬如，人体的心率、血压、脉搏、呼吸、皮肤等，均会随着季节、节气、一日四时阴阳变化而发生节律性的变化。不论时代如何更迭，只要时间不止、人与自然共生，自然界和人的关系永远不可能更改。鉴于人和自然界高度的统一性、依存性，中医倡导辨证论治，即将因地制宜、因时制宜、因人制宜的"三因制宜"贯穿于人体的整个疾病的治疗过程中。

5. 以患者为本

医院的本质是为患者提供医疗服务，不仅包含为患者提供正常的诊疗服务等基本医疗需求，还包含为患者提供心理疏导、为家属提供心理抚慰等多种特殊需求。中医医院同样倡导"一切为了患者"的服务理念，但与其他医院不同的是，中医医院不仅是通过中医药特色、优势诊疗技术为病患提供优质的医疗服务，而且可以通过治未病，为健康人群、亚健康人群、患病人群提供良好的指导、保健、康养等医疗服务。此外，中医药文化中提倡的观念与意识均是以"医乃仁术""大医精诚"等思想为指导，因此，对于中医医院而言，"一切以患者为中心"是其提供医疗服务的出发点与落脚点。

6. 以中医药治疗为主

中医医院的办院宗旨是坚持中医方向，充分发挥中医药特色优势，为百姓健康提供优质的中医药服务。其核心管理制度也是以中医药的规律和特点为标准，结合医院实际情况制定的相关保障中医药服务质量和安全的医疗管理制度。

2019年10月，中共中央国务院下达了《关于促进中医药传承创新发展的意见》，就健全中医药服务体系、发挥中医药在维护和促进人民健康中的独特作用、加强中医药人才队伍建设、促进中医药传承与开放创新发展等6个方面为中医药工作发展指明了方向。习近平总书记也对中医药工作做出了"传承精华守正创新 为建设健康中国贡献力量"的重要指示。在当前国家大力推进中医药繁荣复兴的时代背景下，中医医院一定要积极把握时代潮流，提出中医药发展方案，拿出中医药样板，不断扩大中医药影响，拓宽中医药领域。

第二节 中医医院面临的问题与挑战

一、中医医院面临的问题

(1) 中国加入世界贸易组织后，卫生服务逐渐由政府管控变为市场调节，纳入自由竞争的行业。综合医院和专科医院、西医医院和中医医院、公立医院和私立医院，以及其他同类型医院开始进行同台竞争和挑战，那些运营效率低下、疗效不佳、百姓满意度不高的医院将面临"关、停、并、转、迁"的结局。

(2) 在医保政策下，按病种计费制度对中医医院的药品目录、诊疗项目、计价方式、设施标准及其费用进行严格控制。且根据中医医院"双核心"检查的考核标准，在对患者个体情况不进行区分的情况下，需要中医门诊、住院次均费用等相关费用实现逐年下降。这对中医医院来说是个极大的挑战。

(3) 长期以来，医院通过医疗技术服务、药品收入、仪器设备检查费用来促进其经济增长已成为行业共识。在医院现行制度中，医药管理采取分开核算的方法，随着医改的不断深化，"以药补医"的老路子已被完全阻断。而中医医院处于检查手段相对较少、药品费用比例相应较高的现状，且随着医药市场大刀阔斧的改革，药品价格多次下调，中医医院的总体效益和员工个人收入受到较大影响。

(4) 中医医院内涵建设亟待加强。首先，中医医院在人力管理及分配制度等关键问题上鲜有突破，普遍面临大锅饭、人浮于事的问题，导致医院机制不活、经济不富、职工缺乏积极性的现状；其次，中医医院缺乏中医特色，未在中医学科、专科、专病方面形成优势；再次，中医医院在门急诊人次、急诊占门急诊总人次的百分比、观察室收容人次等方面，与综合性医院相比，仍有较大的差距。因此，加强中医医院内涵建设是中医医院的必行之路。

(5) 科学技术的日新月异带来了医学技术的突飞猛进，现代科技方法、科技手段、科技仪器越来越多地应用于医疗实践。医疗行业如果闭目塞听，不熟悉、不接纳、不应用这些技术，将跟不上时代的发展，失去生机与活力。但不可否认的是，中医尤其是中医医院对现代技术手段、现代科技方法的接受度及使用度较其他类型的医院还有一定的差距。

(6) 当今的中医医院是否姓"中"也是当下许多中医医院面临的主要问题之一。市场经济条件下，国外医疗技术大量被引进，各种先进设备不断被研发并投入应用，各医疗主体为了在激烈竞争中寻求创新点、彰显优势、维持发展，会尽可能地寻觅被市场认可的医疗技术手段，以保持应有的医疗市场份额。于是，在这种竞争环境下，不少中医医院开始将发展重心由传承创新中医药特色转变为大量添置医学检查设备，引进西医人员或让中医从业人员学习西医，结果，造成名为中医医院实际上是中西医混合医院，或形成以西医为主导的中医"冠名"医院。更引人忧虑的是，近年来，不少年轻的中医医师眼睁睁看着西医医师用"先进设备的检查单""打针输液的处方"打开了局面，相比之下形成心理落差，加之受考核任务及个人绩效的影响，许多中医医师不得不放弃所学，转而中西医两用，甚至出现中医医师采用的全是西医的诊断及治疗，热衷于各种检查，依赖西药，附带开几盒中成药的乱象。

(7) 中医高层次人才匮乏同样是制约中医医院发展的核心要素之一。全国知名老中医药专家日益减少，现有中医人才"发育不全"，中医人才队伍面临着青黄不接的窘境。

首先，从高等中医药大学的中医人才培养模式来说，采用的是西医的办学模式,其毕业生学习和掌握的中医学理论,在实践工作中得不到充分的运用。中医理、法、方、药的辨证论治体系的参悟，以及中医理论对临床实践的指导都十分有限。真正能够运用中医学的理论指导进行临床工作的中医从业人员越来越少，因而形成对中医学的怀疑，甚至是不认可。很多人尤其是高学历的中医人才甚至背叛中医、否定中医，成为中医的掘墓人。

其次，从中医药高等院校教育的内容看，大量非中医学教学内容的教授，不仅影响了医学生对中医学理论的学习和研究的时间投入，而且使得学生对非中医学教学内容的学习如"蜻蜓点水"，欠缺深度与广度，导致中医学科的优秀人才越来越少。近年来，医疗环境的变化迫使中医师既要懂中医，又要懂西医，诊疗过程需要中西两用，这又造成了中医医师的诊疗变成了非中非西，两样都懂，两样都不精，中西医结合成了中西医"凑合"。在这样的形式下培养出来的中医从业者，缺乏中医理论素养及中医诊疗观念、不能熟练运用中医特色诊疗技术辨证施治于患者，不具备一名合格中医医师应有的基本素质。

二、中医医院发展的对策

中医医院生存与发展需要政府的支持、人民群众的接受及其自身的不断优化。然而究其根本，中医医院发展的动力乃是中医药的特色与优势。中医药的特色即以整体观、辨证论治为核心的科学思维和个性化的诊疗技术方法；中医药的优势即疗效确切、用药安全、治疗方式灵活、费用比较低廉等。因此，"优质、高效、低耗、便捷"的综合性现代化中医医院和各种专科中医医院是未来中医医院发展的方向。改革和创新是中医医院发展的长期任务，政府应该在中医的振兴事业中有所作为，要充分利用行政、法律、经济的手段来支持中医医院的发展，为中医发展提供保障。

(1) 加强国家政策扶持。明确各级政府在发展中医药事业中的责任,加强对中医药事业的领导,将中医药事业的发展纳入当地国民经济和社会发展总体规划,实行保护、扶持、发展中医的政策,制定若干鼓励中医药发展的政策法规,推动适合中医药特点的标准规范的建立与完善,加强中医药知识产权和资源的保护与利用;建立成果与信息管理的推广、共享机制;制定积极的人才政策。国家应该鼓励和支持中医药开发、研究的国际交流合作,还可以运用财政补贴、税收减免等优惠政策,制定区域医疗机构设置规划,加强医疗市场宏观调控等措施来促进我国中医药的发展。同时,要控制规模,避免"泡沫规模"。

(2) 加快中医医院体制与运行机制的深化改革。首先,中医医院要切实实行一把手负责制,不断扩大医院的经营管理自主权,实施与医院发展相匹配的人事制度与分配制度,形成一个有权、有责、有奖、有罚、有竞争、有合作、充满活力的中医医院运行机制。而中医医院院长作为本单位保持发挥中医药特色优势的政策制定者及推动者,必须准确把握中医医院的发展方向,以不断增强本院中医药特色优势为工作重点,切实抓好本院中医药发展规划并认真组织实施。其次,中医医院还要狠抓内涵建设,以提高临床疗效作为一切工作的出发点及落脚点,狠抓中医药特色诊疗技术推广应用,明确中医药在诊疗过程中的重要作用及治疗优势,并从临床科室建设、中医药人才培养,以及中医药特色诊疗技术的研究与应用等关键环节采取有效措施,加强建设。再次,还要建立健全相关制度,多层次、多角度深化医院质量控制、病种管理、绩效考核、劳动人事分配、职称晋升等方面的改革,强化管理,建立完善且持续的保证本院中医药特色优势的内部运行机制。最后,还需要通过资源的优化配置为本院的临床学科,尤其是重点中医专科专病、重点研究室等部门提供切实有效的资源保障。

(3) 充分发挥中医药医疗机构的"规模效应"。中医医院要想不断提升中医药服务能力，需要各级中医诊疗机构共同努力，不断加大中医药的服务范围，增强保障患者健康的能力。对于基层中医药诊疗机构而言，需要针对临床的常见病、多发病，大力发展中医药诊疗技术，使其真正成为当地特色突出、优势明显的中医医疗服务中心；对于三级中医医院而言，要加大重大疾病、疑难疾病的防治和科学研究，不断巩固和扩大中医药在疾病防治中的优势。

(4) 以需求为导向，培育优势学科、专科。首先，中医医院应以重点学科建设为"龙头"，以重点学科建设提升中医药的辐射带动作用；其次，要以患者需求为"导向"，积极开展中医药特色诊疗、中西医结合诊疗工作，搭建内、外科融合，多学科交叉渗透的合作模式；再次，以疾病诊治链为"纽带"，集合优势医疗资源，紧密结合诊疗链上的各个环节，充分发挥团结协作、攻坚克难的团队优势，全面提升疑难重症诊疗水平；最后，还需要以高新技术为"依托"，积极使用新设备、新技术和新方法，持续性提升中医药的服务能力。

(5) 改革中医教育体系。十年树木，百年树人。中医药特色、优势的保持与发挥需要所有中医药从医者的共同努力与坚守。对于中医高等教育而言，需要积极推进中医药高等教育的改革，认真研究并把握中医药人员成才规律，采用学历教育、师传教育、临床实践相结合的方法，以培养众多的有真才实学的中医师，提高中医整体学术水平。从国家角度大力培养出一批大师级人才，在统领全局上能高瞻远瞩、运筹帷幄，团结并带领一批中青年中医骨干奋力拼搏；在科学研究上能求真务实，创新中医理论，创造科研成果；在临床应用上能承先启后、深孚众望，得到患者的信任和爱戴。

(6) 加强中医医院的建设和管理。中医医院是提供中医药服务的主力军，必须坚持中医办院的发展思路，始终把保持发挥中医特色作为核心目标，明确保持传承创新中医药的发展主线，集中力量，在学科建设、医疗服务、科室设置、人才培养和科学研究等方面持续提升，最终服务于中医药防治常见病、多发病、重大疾病及疑难疾病。

(7) 拓宽中医药服务领域，积极开展中医药进基层服务。中医药的服务对象不仅是患病人群，还有亚健康人群及健康人群。中医医院要调整思路，积极推广中医药知识，扩宽中医药的辐射能力，使更多百姓了解中医、接受中医、信任中医。而随着中医走进千家万户，中医药的影响力、服务范围会得到更广阔的发展与进步。

(8) 建立中医标准及评价体系。长期以来，中医的科研评价和临床评估，甚至于人事管理、人才培养等都没有自己的标准和评价体系，只是套用或借用西医的评判标准，如中药新药申报按照西药标准，中医医院建设按照西医医院模式，人才培养按照西医院校的培养模式，导致中医被迫处于被动和从属地位，中医学术发展相对滞缓，仍旧停留在"验证"医学阶段。因此，需要及时建立或更新中医标准及评价体系。

(9) 加强科研创新。建立中医药科技创新平台及其运行机制，通过重点研究室（实验室）、临床研究中心和产业化基地建设，以及中医药基础数据库和国际化信息库的建设，将平台建设作为一个"支撑点"，把科研和信息化平台的设计规划以及建设方案落实到位，建立并完善其管理和运行机制，做到资源的开放与共享，以此来催化产、学、研的合作进度，促进适应中医药现代化和国际化发展需求的创新体系的建立，提高科技支撑能力。

三、中医医院发展模式的探讨

对于中医医院发展模式的探讨可以从以下几个方面去摸索。

(1) 建立"医疗＋康、养"的发展模式，拓宽服务对象和服务领域，将医疗、养生、康复服务整合为"三位一体"。对于中医而言，医疗只是其优势特色的一部分，康复及养生同样具有完善的理论体系与康养方法。随着社会经济的发展，中医康复专业的服务对象涵盖面更广，社会需求量更大，其服务对象主要是残疾人士、老年人、慢性病患者、健康与亚健康人群，中医康复的服务对象几乎覆盖了所有人群，社会需求量大，发展前景非常广阔。

(2)"医、教、研"协同发展，形成合力。中医医院要立足于从医疗、教学，到科研的全面发展，因为医疗、教学、科研是相辅相成、相互促进、协同发展的合作关系。具体表现为良好的临床诊疗水平及总结形成特定数量的临床病例，可以为临床教学及科学研究提供智力与数据支持。同样，科研、教学水平的提升又会带动临床诊疗技术的进步，以及临床人才诊疗水平的提高。医、教、研相结合的实质就是一个医学理论、实践交替的发展进程，而中医医院就是需要在医、教、研协同发展中实现中医理论的进步、中医药特色技术的创新及中医药人才的培养，进而促进中医医院迈上新的台阶。

(3)更新服务形式，延伸服务触角。随着社会的进步和人民生活水平的不断提升，百姓对健康服务的需求也越来越高。中医医院把服务触角延伸到家庭，符合社会趋势与百姓需求。具体在养生保健方面，中医比西医有着得天独厚的优势：一方面中医的疗效确切有效；另一方面中医的保健不需要很多仪器设备的参与，譬如针灸、推拿、中药食疗等都是百姓日常身体调理、保健的常用项目，百姓接受度高，疗效好、费用低。因此，对于中医医院来说，让中医走进家庭是一种可行性较高的服务形式。

(4)注重中医药文化的推广与宣传。中医药文化是中医药学的根基和灵魂，是中医药事业持续发展的内在动力，是中医药学术创新进步的不竭源泉，也是中医药行业凝聚力量、振奋精神、彰显形象的重要抓手。作为中医医院，不仅要重视医院设施、设备、人员等硬实力的建设，也要重视中医药文化软实力的建设。设备可以购买，技术可以引进，唯独文化是独有的、不可复制的，能够真正起到凝心聚力的作用。中医医院崇尚"大医精诚""医乃仁术"的大爱精神，只有真正的中医药文化自信才能推动中医药从业者坚守信念、初心，做坚定的中医药传承者与创新者。此外，中医药文化的推广能不断提升百姓认识度与接受度，进而为中医医院的发展提供更大的发展空间。

(5) 延伸中医服务链条。未来中医医院若要赢得市场，必须延伸中医服务链条，拓展中医服务空间，挖掘具有中医特色的一系列医疗服务。比如，定期举办中医药讲座，内容可涉及医疗、预防、保健、养生、康复等方面，找准中医特色服务的突破口；采取进社区、进农村、进学校、进机关等形式，进一步扩大宣传中医特色疗效，让更多的人能够亲身接触到中医，感受中医带来的魅力；加强中医科研研发能力，提供更多的中医养生产品、小型保健理疗设备等，让中医诊疗设备和药品进入越来越多的家庭。

第二章 学科建设概论

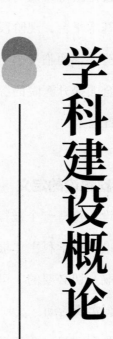

第一节 学科建设的定义和内涵建设

学科建设是医院发展与改革的永恒主题，是医院发挥医疗、教学、科研三大功能的基本平台。现阶段，不断深化的医疗体制改革及愈发激烈的市场竞争使许多医院都面临着强烈的冲击和挑战。加强医院学科建设，突出特色专科优势，全面提升医院的综合实力，无疑是打造医院知名品牌、提高核心竞争力的关键因素。

一、学科建设的定义

学科建设还没有一个被行业普遍认可的定义，而当前认同度较高的定义是：学科建设是指学科主体根据社会发展的需求和学科发展的规律，结合自身实际，采取一切必要的、可行的措施和手段，促进学科发展和学术水平提高的一种社会实践活动。

要进行学科建设，需要重点把握以下几个基本环节：其一，学科建设与学科方向确立相结合；其二，学科建设与学科梯队建设相结合；其三，学科建设与学科基地建设相结合；其四，学科建设与科学研究相结合；其五，学科建设与学术合作、交流相结合；其六，学科建设与学科成果转化相结合；其七，学科建设与社会服务相结合。

二、学科建设的内涵建设

学科建设是以学科学术性质为核心，以学科方向建设、学科梯队建设、学科基地建设及学科项目建设为基本点的综合性建设。与之相匹配的不仅是学科自身学术水平的建设，还需要组织认同、组织制度、资源配置等相关其他社会建制方面的建设。

学科建设的内涵建设简单地概括如图1所示。

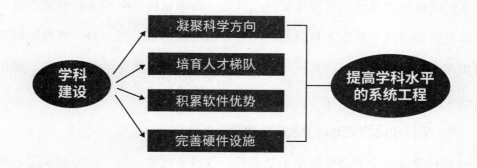

图1 学科建设的内涵建设

1. 学科建设的基本任务是人才培养

人才培养是一个学科学术水平和实力的体现，是学科建设的一项重要工作。对于中医医院而言，学科建设与医院发展休戚与共。换言之，学科建设和人才培养就像是推动医院前进的"发动机"，相辅相成，缺一不可。一方面，学术水平高、结构合理的人才培养梯队能促进学科建设的发展；另一方面，通过学科建设还可以搭建学术研究平台，促进人才成长，从而有力地推动医院不断创新发展。

2. 学科建设的根本任务是科学研究

科研能力是检验学科水平高低的金标准。因此，遴选合适的学科带头人尤为重要。工作中，要积极鼓励学科带头人敢为人先，锐意进取，充分发挥其引领作用和资源整合能力，促使科研成果转化为学科建设。从某种意义上讲，科研水平代表着学科学术水平，科学研究是给学科建设增加造血功能。

　　科学研究是一项集整理、发现、求索、出新等方面于一体的探索性工作，该项工作的水平是衡量医疗机构综合实力和学术水平的主要依据，也是医疗机构创新能力的重要体现。此外，科学研究也会对教学科研条件的改善、学科实力的增强、学科声誉的提高及学科队伍的稳定起到较大的推动作用。要使学科建设良性循环、可持续发展，首先，必须积极争取和承担科研项目，尤其是承担高水平的重大科研项目，一方面可以锻炼队伍，另一方面可以显著提高团队的学术水平；其次，还要走产、学、研一体化的发展道路，将科研成果尽快转化为生产力。

3. 学科建设的关键是学术队伍建设

　　学科建设能力的高低取决于是否有一支梯队结构合理、创新意识足、创新能力强、研究成果处于学科前沿的学术队伍。当前，学科建设水平高的医疗机构，往往拥有一支优秀的学术队伍，而优秀的学术队伍则一定有一位非常优秀的学科带头人带领团队披荆斩棘，勇往直前。因此，学术队伍建设工作主要是培养和选拔学科带头人和学术带头人，构建知识、年龄、职称结构合理的学术梯队。在这里，学科带头人的选拔对于学科发展至关重要。学科带头人应具备较强的医教研能力、凝聚力，能够带领本学科团队共同开展工作，共同进步，并能很好地把握学科发展方向。同时，要有计划地对学科带头人进行管理知识、团队建设等内容的培训，并设立考核指标，定期对其进行考核，优胜劣汰，对不称职者随时调换。

　　一个好的学科一定会有一个年龄结构合理、能够可持续性发展的人才梯队与之相匹配。具体表现为，顶层为高水平的学科带头人，中层为中青年技术骨干，基层为朝气蓬勃的后起之秀。人才梯队建设应从加强人才自身培养和学科共同的奋斗目标管理两大方面入手。对于引进的优秀中青年拔尖人才，不仅要充分发挥其科学研究的作用，还要让他们在学术队伍中带动青年人才成长进步，通过对青年人才的传、帮、带，培养学科队伍的新生力量，推动学科整体水平的提高；通过学科整合资源，发现人才，把优秀人才聚集到学科队伍中来，形成结构合理的优秀学科团队。

4. 学科建设的重点是物质条件建设

人、财、物是学科建设的前提与基础。学科建设不仅需要人才队伍，还需要相应的物质条件的匹配，具体包括实验室、仪器设备、试剂、模型、活体、图书资料、信息网络和学科公共关系资源等。需要注意的是，学术队伍建设和物质条件建设是一荣俱荣、一损俱损的关系。高水平的学术队伍能够获得高投入的学科物质建设；而良好的学科物质条件，又能够起到稳定学科队伍、吸引更多优秀人才的作用，从而不断增强学科的整体建设能力。

5. 学科的特色体现在学科方向上

鲜明的学科建设方向有利于学科建设过程中的资源有效配置，克服资源浪费与重复建设。清晰明确的学科建设方向可以使学科建设团队专心一致研究工作，形成合力。此外，持续、清晰、一致的学科建设方向也会直接影响本学科的发展规划、任务安排、梯队建设、物资投入及人才培养等。需要注意的是，学科方向设定具有稳定性、前瞻性的特点，需要结合学科发展前景、社会需求、医院发展现状、发展规划、战略目标、现有学科队伍的学术专长和优势因素等综合考虑。学科建设是一项学术性、技术性极强的工作，不仅要求学科队伍有较高的学术水平和学术见地，还要求学科队伍能积极促进学术转化，使学术性与技术性相统一。

6. 学科的规范性体现在学科建设的内部管理上

任何一项重要工作，都应当设立专门的管理机构进行管理，学科建设也不例外。学科建设是高等院校或医院最重要的基本建设。学科建设和发展的状况，决定着一所高等院校或医院的前途和命运，因此，任何一所高等院校或医院都应重视学科建设，甚至要以学科建设为龙头，来带动学校或医院的各项工作，这也是办学、办院的基本方略。然而，学科建设的管理并不容易，还存在着一些不容忽视的问题，如学科建设的管理体制没有理顺。目前的情况是，高校或医院内部设立的学科建设管理部门不尽相同，有的高校或医院设立专门的职能部门规划和管理学科建设，有的高校或医院将学科建设划归研究生教育管理部门管理。

学科建设的管理也是一项系统的工程，包括工作机制、运行机制，以及各项考核机制。只有按照"科学管理提升效益、科学服务提升质量"的宗旨，管理规范、顺畅，才能完成既定目标，达到理想的状态。学科建设内部管理机制如图 2 所示。

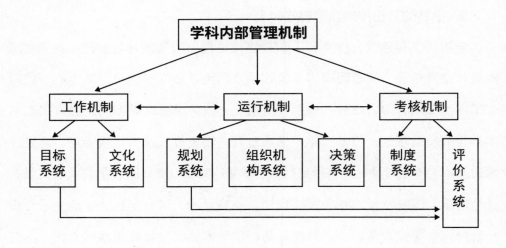

图 2　学科建设内部管理机制

第二节 中医医院的学科建设

学科是医院实力的核心体现，不仅能够彰显医院品牌，为人才实现有价值的技术平台，最为重要的是，它是医院医疗服务能力的"显示仪"，是患者选择医疗服务机构的"指引器"。

古语曰，"工欲善于事，必先利其器"。对于医院的管理者，要实现医院跨越式发展，就必须从医院整体发展需要出发，审时度势、把握先机，确定发展规划，全面加强学科建设，促进人才队伍培养，提高学科水平与科研创新能力，进而促进医院发展，强化组织管理，引领学科发展。

一、中医医院学科建设的基本内容

中医医院学科建设是指中医医院运用科学管理的理念、技术与方法，对医院的学科建设进行科学、合理、有效的统筹规划，促进医疗实践中学科科学技术的发展与进步，涉及学科人才培养、科学管理、医疗服务、科学研究、新技术开发与应用、购置设备等相关内容。医院学科建设是一个系统工程，除了各独立学科的自身建设外，还包括各学科间的合作共建及协同发展所产生的综合效能。

学科优秀与否是一家医院能否形成良好社会声誉、服务或占据医疗市场、在医疗界形成尊崇地位、自立于优秀医院之林的根本。学科弱，则医院弱；学科强，则医院强。

中医医院学科建设的内容主要包括学科方向建设、科学研究建设、学科队伍建设、人才培养体系建设、学术文化建设、学科条件建设等。

国家中医药管理局中医药重点学科建设的指标体系如图3所示：

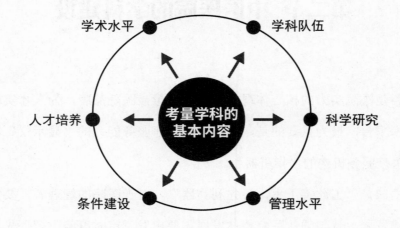

图3 国家中医药管理局中医药重点学科建设的指标体系

1. 学科方向建设

中医医院学科方向建设主要是指总结、凝练、明确医院学科主体发展方向，集中资源，突出具有独特能力的优势学科、特色学科。学科建设的关键之一就是凝练学科方向。一个学科的良性发展，必须要有稳定的、符合医院实际情况的学科方向。作为中医医院，如何建设有竞争优势的学科发展方向是从医院领导班子到专家学者都应思考的关键性问题。但需要注意的是，学科方向的确定一定要以国家、社会需求为导向，紧盯学科发展前沿，结合学科发展现状及医院学科建设的基础条件，找准主攻方向，扬长避短，突出学科特色。

2. 科学研究建设

科学研究是学科建设成效的重要标志，也是学科建设实力提升的重要条件。科学研究建设包括研究课题立项、学术论文发表与专著出版、科研成果奖励、申请专利、教材编写、行业标准（或规范）制定等。其中，课题包括国家级、省部级、厅局级（地市级）、国际合作等课题；论文指发表于 SCI 收录期刊、中国中文核心期刊及中国科技核心期刊等不同级别期刊的文章；成果奖励来源于国家、省部、社会（行业）等不同级别；专利则是指国家发明专利、实用新型专利以及外观设计专利等；行业标准指国家标准、行业规范、行业指南、专家共识等。中医学也应在这五个方面进行科学研究建设。

3. 学科队伍建设

学科建设的首要任务是组建一支具有良好业务素养、较高政治觉悟、优秀组织管理能力、极具研究和创新意识、梯队结构合理的学科团队。学科带头人对学科的生存和发展起着决定性的影响。学科带头人不但要具备扎实的理论知识、较强的业务水平和出色的科学研究能力，而且要有综合性的知识结构及卓越的科学发展洞察力，谦逊、大度的精神及良好的组织管理能力。中青年骨干是学科团队的中坚力量，在学科发展中起到承前启后的作用。加强对中青年骨干的培养能够为学科发展储备人才。学科梯队的配备一方面要注意知识结构的互补性；另一方面要注意其年龄结构的合理性，建立起一支以中青年为主，老、中、青相结合的，富有科研创造活力的科研群体。

4. 人才培养体系建设

科学技术是第一生产力，而人则是发明、创造、革新科学技术的核心要素。同样，对于医院而言，学科建设能力是医院的生产力，人才则是医院学科建设的核心与关键。因此，对于医院的学科建设工作来说，需要着力培养、打造一支高素质的人才队伍；而一个行之有效的人才培养体系，能够为提升人才培养水平提供有力保障。具体而言，就是将医院的临床带教、课题研究、病例讨论、疑难会诊等工作均纳入人才培养的方案中，为人才的综合成长提供条件，从而形成一个完整的人才培养体系，进而使人才通过医、教、研的综合培养快速成长。

5. 学术文化建设

文化是学科的核心部分，重视文化建设是学科提升核心竞争力的关键途径。作为学科建设和发展的强大精神动力和思想保证，文化规范制约着学科及学科内部成员，是学科成长的基石，是学科发展的动力，也是学科持久的灵魂。学科发展是一个凝练先进文化的过程，精神和文化将决定学科的荣辱兴衰。当学科文化呈现消极、保守或反动的特征时，该学科必将被淘汰；当学科文化呈现积极、进步的特征时，该学科或衍化出新的学科文化内容，或与不同的学科文化整合为另一种新的学科文化体系，而得以继续发展。

6. 学科条件建设

中医医院学科建设涉及人、财、物、研究方向、优势特色等诸多方面，是一个系统工程，而其中条件建设是重要保障。中医医院学科条件建设中的硬环境建设的重点是中医医院临床技术平台和中医医院基础实验平台。打造优秀的中医医院临床技术平台是着力于为中医医院临床服务，打造优秀的中医医院基础实验平台是为中医医院基础服务。

学科的平台建设作为学科发展必需的物质基础，包含开展学科建设工作所需的场所、设备、设施、信息网络等内容，能为学科建设人员提供医疗、教学、科研工作的物质基础，主要包括信息平台、医疗资源共享平台、教学平台、科研实验平台等。

中医医院要依靠良好的学科平台，深化中医临床应用与基础研究，充分运用现代中医药学技术方法及现代科学技术方法，深化中医"辨证论治"诊断研究，深化针对中医整体辨证、病因病机、证因结合等的治疗学研究，以医院学科建设为契机，改革、完善医院的管理体制和运行机制，不断提高医院管理水平，以保障中医医院的发展。

二、中医医院学科建设的特点

中医医院的学科建设形式多种多样，有同类性质科室的归并，也有交叉学科、跨学科的共同发展，既强调医疗技术，也涵盖行政管理。

1. 以提高中医临床疗效为主要目标

通过学科建设提高临床疗效与临床服务能力，不仅是学科建设的目标，也是衡量学科建设成功与否的关键考核指标。中医药学的强大生命力在于其临床疗效，而提高临床疗效也是中医医院学科建设和发展的生命力。因此，中医医院学科建设应以提升中医药服务能力为终极目标，以中医药临床疗效为研究基础，在临床实践中积极探索，发现问题、总结归纳，提出创新点，并通过开展基础研究，促进中医药基础理论的发展与创新，继而以新理论指导临床实践的提升，并最终在理论与实践的相互促进中实现中医药服务水平的提升。

2. 继承与创新并重

五千年中华文明源远流长，中医药学作为中华民族传统文化的重要组成部分，彰显了我国医学门类的特色，在生命科学中同样具有自主创新的优势。继承为本，创新为翼，继承与创新并重是中医药学科建设和发展的特点。一方面，中医医院要继承中医药的理论内涵与临床经验，传承与发扬中医药的特色和优势；另一方面，要结合时代发展、疾病谱变化与患者需求，与时俱进，积极探索新思路、新方法，争取新突破，在开展中医药的临床创新实践中，促进中医临床学科发展。

3. 医药密不可分

中药是中医服务于临床的主要手段之一，通过系统研究，研发一批临床疗效确切、作用机制明了的中药新药，也是学科建设的目标和任务之一。中医医院在开展中医临床研究的同时，要重视中医与中药研究的整体性，要以中医、中药联合提升治疗效果为目标，将中医理论作为主要指导方向，并且联合临床实践，同时开展中药研究，不断提出临床用药的新途径、新方法，充分发挥中药在临床治疗服务中的能力与作用。

4. 学科建设水平代表医院的整体水平

无论是国外一流的医院还是我国被百姓熟知且认可度极高的知名性医院，其共同点均是拥有高水平的学科建设能力。新形势下，高水平学科成为医院在医疗市场竞争中胜出的核心要素，成为医院提高经济效益与社会效益的助推器。因此，作为医院的基本组成元素，学科成为体现医院实力，推动医院发展最直接的动力源。也正是一个个有水平、有特色的具体学科对医院水平起到了彰显效果，才使之成为医院的一枚枚金字招牌。所以，狠抓学科建设必然是医院各项工作的重中之重，是医院一切工作的出发点与落脚点。

简而言之，学科建设的特点、学科建设水平的四个标准如图4、图5所示。

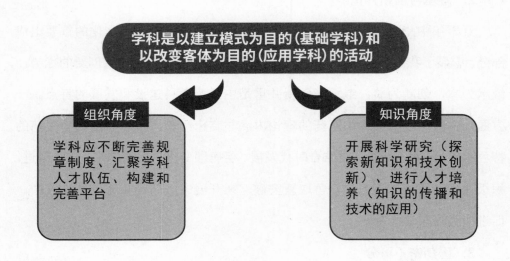

图4 学科建设的特点

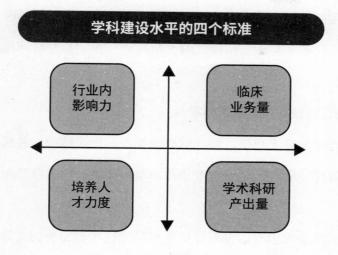

图 5 学科建设的四个标准

三、中医医院学科建设的基本原则

1. 特色性与综合性的独立与统一

中医医院的特色是医院对外宣传的有效名片，是带动医院发展的桥梁和纽带。因此，把临床医学发展放在首要位置，紧紧抓住既往的特色医学龙头，强化医学特色专科，把特色专科作为医院学科发展的领头羊，积极鼓励各学科发展自身的特色，并给予条件支持。只有强化了特色性，专科、学科才能有实力进行横向联合，才能使学科的综合性得以更好地发展。

当然，完全专注于专科特色的发展，也会导致学科整体发展的滞后。中医医院的学科现状，基本上都以科室为单元进行各自专科发展。这种以单一专科为特色的发展，单打独斗的模式势必会造成管理上的各自为政，导致学科发展不平衡，学术力量分散，无法形成学科发展的合力，不能适应现代医学的进步。而现代医学的发展，需要关注学科的综合性，通过强强联合、强弱结合、以强带弱，相似学科、互补学科整合的方式减少学科发展的不平衡和专科发展的跛足,这对弥补整体学科发展中的短板现象有巨大的帮助。为此,很多中医医院在学科建设中开始注重学科布局的综合化,根据医院的实际情况,通过形成优势互补、互相促进的"学科链"和学科发展网络,提高学科的整体综合水平。

2. 系统性与独立性的相辅相成

学科建设是一个大系统,涉及学科的类型、层次结构、各级各类人才的教育、科学研究、学术队伍、学术条件、学术环境、学术管理与思想建设等诸多方面。

成功的系统能为独立的专科提供更好的发展平台和有力支撑。正是由于认识到系统性对学科发展的平台打造及持续性进步的支撑作用,中医医院通过构建临床医学、基础医学和实验医学等学科子系统,改进医院住院信息管理、人力资源配置等管理机制辅助系统,强化学科建设的系统性,才使各个与学科建设相关的子系统都在建设规划、投资、人才培养、学术队伍、科学研究、学术条件与环境等方面明确了自身的策略与目标、评价及管理等,从而有效实施层次更高、协同更强、内涵更广的系统性学科建设工程。

同时,中医医院也应重视综合学科和专业学科的独立,各独立的学科是整体学科系统的组成基石,共同构建起大学科这个金字塔,学科采用临床专业化的相对分工,才能更有利于技术的专业化。况且术业有专攻,正是由于学科本身的差异化,才会有适合自身特点的独立发展道路,保持这种独立性,才能百花齐放、百家争鸣。

3. 交融性与专一性的共生发展

我们通常所说的医学学科很容易被定义为具体的科室,这是一种狭义的、单一的学科概念。首先,学科要专注本学科专一性的发展并取得专业领先,才能向外延伸拓展,交叉融合其他学科。其次,学科本身取得发展,成为同行业中的佼佼者，才能吸引各类相关学科的合作，同时高水准的专一性也使得相互间的融合性更加便捷有效。正如我们平常所说"修炼好内功"，只有自身强健了，才有资本去和他人切磋，共同进步。

然而，从学科的知识概念看，学科是一个十分宽泛的知识领域，它以不同的知识载体存在于我们所能理解的空间，在交流和融合中内容不断得以丰富、概念不断得以衍生。学科发展的含义不仅是指各个学科自身的发展，还包括多种学科的共同发展和相互交叉、结合、协作所产生的综合能力。从其科学性来说，人为地把整体功能分割，有着不可忽视的弊端，容易造成疾病诊治的局限和延误。因此，需要平衡考虑综合学科和专科的有机结合，鼓励学科间的交叉和融合。特别是在当今的信息时代，知识、信息已经成为一种资源、一种生产力，学科发展只有跨越学科之间的人为界限、既往传统意义，勇于创新，突破既往常规，通过开展广泛的交流与合作，才能得到持续快速的发展，才能取得新的成就。所以说，学科建设的交融性是独立性的延伸，独立性则是交融性的内在，二者共生发展。

四、中医医院学科建设的意义

随着现代医学技术的迅猛发展，医疗市场竞争日趋激烈。全面开放的医疗服务市场、迅猛发展的保障医疗制度、全面推进的基层卫生服务、不断调整的医疗机构等多种因素使得中医医院面临着强烈冲击和挑战。所谓"逆水行舟，不进则退"，在如此激烈的竞争环境下，保持特色，凸显优势，获得快速、可持续发展是中医医院的必经之路。

加强中医医院学科建设，全面提升医院的综合实力，是医院提高核心竞争力的关键因素。因此，学科建设应是中医医院建设的基础工程，是医院建设中的一项根本任务。加强中医医院的学科建设，不但有利于提高医院的医疗质量和技术水平，更有利于寻找新的学科增长点，增强医院的特色优势，充分继承和发扬传统中医药学，全面促进传统中医药学的现代化。中医医院学科建设的意义重大（图6）。

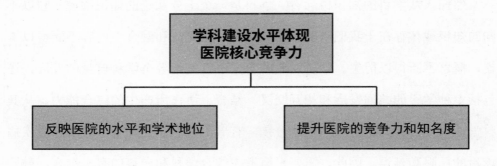

图6 学科建设的意义

1. 有利于医院技术水平和服务水平的提高

大力加强学科建设，鼓励对国内外最新技术的及时引进、学习应用，才能不断创新，有效服务于临床，才能有效提高医院的医疗技术水平。同时，坚持不懈地抓医德、医风建设工作，弘扬"救死扶伤""大医精诚"等文化宗旨，有助于全面促进医院服务水平的提高。

2. 有利于医院人才队伍的建设

大力加强中医医院的学科建设，有利于人才健康成长氛围的形成，有利于发现人才、引进人才、培养人才，有利于充分激发学科带头人的积极性和创造性，有利于增强使命感和责任感，充分发挥医学人才的潜能，从而切实增强医院人才队伍的学术水平和整体凝聚力，有效促进医院的人才队伍建设。

3. 有利于医院科研工作的开展

大力加强医院的学科建设，有利于医学科学研究中心的建设和科学研究项目的开展，充分发挥其示范引领和技术辐射作用，来带动医院科研实力的增强和合理科研体系、平台的形成，拉动医院整体科研工作的提升。

4. 有利于医院全面协调及可持续发展

大力加强中医医院的学科建设，有利于建设一批高质量、有中医特色的优势学科，有利于促进医院医疗、教学、科研工作的全面发展和保证医学高层次人才的培养，有利于提高医院的整体水平和学术地位，从而有力地推动医院的全面协调和持续发展。

5. 有利于医院内医疗资源的优化配置

在市场经济环境下，作为独立的运营机构，医院管理者需要考虑的重点问题是，医院不仅要追求社会效益还要保障必要的经济效益。因此，医院在进行资源配置时，会为医院的重点学科分配更多的资源以保证该学科的稳步持续发展。而这些重点学科因为其优秀的人才团队和先进的技术设备等基础条件，在同样的资源投入中，会比其他学科创造出更多的社会效益和经济效益，使医疗资源被更加有效地利用。

6. 有利于各省市乃至全国医药卫生事业的健康协调发展

重点学科的建设不仅有利于促进医院整体学科建设的发展，对于医疗行业而言，它还能够起到促进地区乃至全国医药卫生事业的合理、快速、可持续发展的作用。重点学科的建设不仅在于重点学科自身的发展，而且在于通过学科建设在一些重大领域取得突破性进展，进而举一反三，协同前进，推动全局，带动我国整体卫生事业的健康发展，增强我国卫生科技系统的整体素质和实力，使医疗卫生事业能够对经济发展和社会进步起到更好的推动作用。

当然，目前中医医院学科建设仍处于发展阶段，对学科的认识仍存在不足和欠缺。医院是一个高技术含量、高学术水平的服务部门。中医医院通常是以临床科室为医院特色实现其功能进而完成各项工作任务的基本单位，强调和重点关注的是科室的发展，相对忽视了学科的建设。所以，中医医院的学科建设仍存在市场导向下单一以科室经济效益的获取为标杆，以及单纯以科室的发展作为医院发展主线的局限学科发展观。打破以临床科室为基本单位的格局，组建学科团队，灌输"人人进学科，人人有学科归属，人人有研究方向"的意识，才能使中医医院的学科建设健康持续发展。

总之，中医医院学科建设是一项以医院学科为导向、以学科队伍建设和学科基础建设为主要内容，通过持续性的硬件投入和软件积累，不断提高学科水平、人才培养质量、科学研究能力和社会服务综合实力的系统工程，是中医医院维持发展和不断提升能力、特色的基础和内在动力。鉴定学科建设在中医医院成长发展中的重要作用，一定要切实将学科建设放在医院工作的首位，将其作为推动医院全面发展的重要途径、打造医院金字招牌的重要手段、实现医院战略规划的重要支撑，以及提升医院核心竞争力的重大举措。

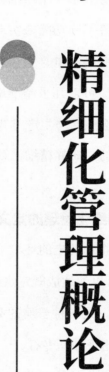

第三章 精细化管理概论

第一节 精细化管理的定义、特点和内涵

现代社会处于一个精细化的时代。一台洗衣机，可以采用浸泡、清洗、漂洗、甩干等不同功能来实现多种相应的细化需求；空调不仅有制冷、取暖功能，还有变频省电、空气净化、祛除甲醛等细节设计；GPS 导航技术让每一位"路盲"可以几乎精准地找到任何一个角落。"精、准、细、严"引领着现代的社会生活与生产方式、引导着现代化管理的方向。当今社会，各行、各业都在学习、研究精细化管理。

一、精细化管理的定义

管理是指在特定的环境下，对组织所拥有的资源进行有效地计划、组织、领导和控制，以便达成既定组织目标的过程。一般意义上的管理范围比较广泛，没有具象化，是一种普遍的存在。实际工作中，一些管理者将自己的想法等同于管理，出现独断专行、一刀切或者朝令夕改的怪象，缺乏管理的科学性，非常不利于单位的长期发展。

说到管理，人们往往想到的是与权力相关的约束和控制。其实，管理是"管"与"理"的有机统一。"管"即监督和控制，"理"则是指导和服务。按照传统的管理理念，管理的核心是控制，即通过有效的资源控制，将资源调配至产出效益最大化的地方。"理"是"管"的途径与方法，"管"是"理"的目的与意义。所以，管理就是一个控制与帮助的统一体，高明、有效的管理应该是寓"管"于"理"的。

精细化管理在不同的历史时期有着不同的定义，在特定历史条件下与人类活动实践密切相关，因此，精细化管理理论的形成是和时代的不断发展紧密结合的。具体而言，精细化管理是一种以程序化、标准化、数据化和信息化为主要手段，采用系统的管理体系和精细的管理方式，使组织各单元精确、高效、协同、持续运行的管理方法。精细化管理是科学管理范畴内的管理思想，以专业化为前提、以系统化为保证、以数据化为标准、以信息化为手段，把服务的焦点聚集到患者的需求上，以提高服务的效率、服务质量及产品的社会竞争力。其重点是"精细"，即用具体的管理制度、清晰的管理要求来代替模糊的规章制度和笼统的决策体系，使得管理过程的各项指标能够量化。

有人说，精细化管理的时代已经到来，殊不知，这一理论早在1895年就由泰勒在其所著的《科学管理原理》一书中提出，已被欧美企业在实践中应用了一百余年。它将科学管理原则确定为以下四条：①管理目标的明确，依目标分工；②员工的科学筛选、培训，以及员工技能的提升；③良好办公环境的创建，员工分配以岗位职责为依据；④对管理问题进行分析和探究，将有关管理准则及规章制度制定出来并予以明确。日本企业在第二次世界大战后引进了这种管理理念，并将其发挥到了淋漓尽致的程度，著名的丰田准时制生产模式就是在这一管理理念的基础上发展而来的。

二、精细化管理的特点

精细化管理是一种提升产品质量、服务，改良项目运营过程的技术方法。它以规范化为前提，追求管理过程的专业化、系统化，管理标准的数据化及管理手段的信息化，将满足被服务者的需求作为管理目标，进而取得更高的效率、更多的效益和更强的竞争力。同时，精细化管理还将管理中的各个过程进行分解，使得管理过程具体化、透明化，每一项管理内容都有人负责，从而实现高效、高质量的管理。也可将精细化管理分为两个层面，一是全员管理，即每个员工都能参与到精细化管理中；二是全过程管理，即"精细化管理"思想要贯穿到整个周期中的每一个阶段，落实到生产活动的方方面面。如图 7 所示。

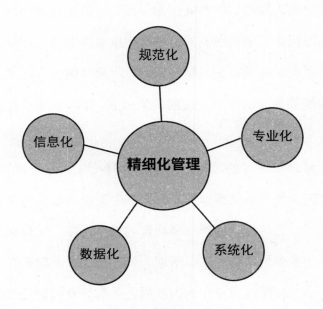

图 7 精细化管理的特点

1. 以规范化为前提

规范化是在经济、技术、科学及管理等社会实践中，对重复性事物和概念，通过制定、发布和实施标准（规范、规程和制度等）达到统一，以获得最佳秩序和社会效益。精细化管理以规范化为前提，向更精确、更细致的方向发展的精细化，使管理标准或规定向更高层次规范与发展，而精细化又为规范化提供了更多参考与可能，二者相辅相成、互为基础、循环递进发展。

2. 以专业化为途径

专业化是指一个职业群体经过一定时期的累积，逐渐形成专业标准，成为专门职业，获得社会认可并取得相应专业地位的过程。俗话说，"与其多挖井而不及泉，不如深挖一井"。也就是要把有限的资源集中投入，把这种原理运用到管理上，就是要走专业化的发展道路。对于企业而言，就是指企业内部的产业专业化、管理专业化及资本专业化，做专才能做精，专业化是精细化的必经之路。实行专业化的前提，需要着眼于企业的稳定可持续发展。

3. 以系统化为保证

系统化指采用科学、合理、有效的方式，对已经实施的规范性文件或者流程进行归类、整理或优化，对其进行系统排列并使用。精细化管理的前提就是优化系统，否则就只能是胡子眉毛一把抓，容易分不清主次，无法实现组织资源利用的最大化。对于医院而言，精细化管理是一个完整的管理体系，需要对医院整体运营体系进行系统的设计，进行相应的资源配比。

4. 以数据化为标准

数据化管理是指组织利用基础统计报表体系、数据分析体系等数据测量体系对业务工作进行明确计量、科学分析、精准定性，主要是以数据报表为展现形式进行数据的记录、查询、汇报、展示及存储的过程。数据化管理一方面可以为组织提供丰富的信息技术资源；另一方面，可为管理者的决策提供真实有效的依据，促进企业的良性发展。精细化管理以数据化管理为标准，实现目标明确、决策准确、措施有效、执行有力的管理目标。实际工作中，数据化管理的模式是将组织或具体项目的运营情况通过精确的数值加以展示并进行相应的分析，使管理者明确工作现状及工作短板，促进其进行有针对性的改进，做出合理的决策。

5. 以信息化为手段

信息化是指培养、发展以计算机为主的智能化工具为代表的新生产力，并使之造福于社会的历史过程。精细化和信息化是相辅相成的关系，精细化是信息化的目标，信息化是精细化的手段。现阶段要想达到精细化就必须以信息化为依托，否则精细化管理就实现不了它的目标。越要提升竞争力、降低成本，越要进行精细化管理，越需要信息化去支撑。信息化挖掘可以使管理提升精细化的潜能，并能够巩固和监控先进管理实践的结果。如果信息化被融于先进的管理思想和中医医院管理实践，那么它就能更好地服务患者，给患者带来更大的价值。

三、精细化管理的内涵

精细化管理不仅是一种管理理念，也是一种文化，是适应社会分工逐步精细化、人们对服务质量需求不断提升的客观反映。精细化管理建立于传统管理方式的基础之上，将减少管理的资源占比和管理成本作为主要目标。现代管理学中，从低至高将规范化、精细化、个性化划分为科学化管理的三个层次。

精细化管理的内涵包括以下四个方面。

(1) 精确定位。精细化管理要求对每个单位、部门及岗位的职能职责定位要精确，要清晰规范每个系统的各道工序和各个环节，并且有机衔接。

(2) 精益求精。精细化管理要求高标准、严要求地对待工作，尽善尽美地完成工作。

(3) 细化目标。精细化管理要求将任务进行层次化分解，将细化后的目标落实到人。

(4) 细化考核。精细化管理要求考核做到定量准确、考核及时、奖惩兑现。

精细化管理是建立在常规管理的基础上，并将常规管理引向深入的基本思想和管理模式，是一种以最大限度地减少管理所占用的资源和降低管理成本为主要目标的管理方式。其实质是追求组织运营管理的标准化、专业化、规范化，强调在组织管理的全过程中都要注意对细节的观察和把握，从战略的制定和具体的执行无一例外。

精细化管理的宗旨是资源优化配置，减少浪费，效率优先；核心是持续改进、不断创新。精细化管理的着力点是明确管理任务与管理责任，且各岗位管理者都需要尽职尽责，工作有头有尾，紧盯过程把控，发现问题及时纠正、及时处理。

对于精细化管理的深入了解，可以从以下八个方面进行阐述。

(1) 精细化管理是一种科学的管理方法，是有限的资源发挥、实现效用最大化的过程。实现精细化管理的前提是建立科学、合理的量化标准，可行、易操作的工作流程以及与其相匹配的管理工具和管理手段。

(2) 精细化管理是一种管理理念。它体现了组织对管理重要性的高度认可与持续追求，是组织精益求精、持续改进思想的贯彻。

(3) 精细化管理崇尚规则与规范，排斥人治。规则包括科学、合理的程序和制度，规范要求组织成员按照既定的行为准则开展活动。它要求管理者的一切工作行为要有章可循、有规可依，成员的行为需根据组织要求执行与实施，拒绝主观性与人为性。

(4) 精细化管理的研究范围涉及各管理单元及各执行环节，追求在原有管理基础之上进行改进、优化与提升。

(5) 精细化管理的研究对象包含所有社会组织，但以企业居多，尤其是需要转型及提升的企业。

(6) 精细化管理是在组织战略清晰化、内部管理规范化、资源效益最大化，并兼顾整体利益和个体利益、长期利益和短期利益的基础上提出的。

(7) 精细化管理目标的实现需要以不断提升的组织成员的素质为基础。

(8) 精细化管理不是一时的、短期的，它是一个保持精进的持续性过程，是一种领导层自上而下的积极引导和成员自下而上的自觉响应与依从的常态式管理模式。

随着社会分工的逐步细化及专业化程度的逐步提升，精细化管理是时代所趋。精细化管理不仅是指导组织持续精进、实现卓越的重要指导思想和管理理论，也是促使组织实现基业长青的实践过程、提升组织执行力的重要途径及决定其未来竞争成败的关键。

第二节 精细化管理的前提、原则、要点和方法

一、精细化管理的前提

遵守制度是精细化管理的前提。随着市场竞争的不断深入，中医医院管理从粗放到精细成为一种必然。要把中医医院做大做强，打造成行业一流，必须与时俱进地更新管理理念，注重精细管理。只有把每一个管理细节做实做细，从细微处寻求企业提升空间和发展潜能，才能使医院的发展建立在坚实的基础之上。然而，推行精细管理是一项系统工程，涉及管理的各个层面，涉及工序流程的各个环节和每一项工作内容，需要每一名职工参与，而人们思想上往往难以克服抱着侥幸心理寻求捷径的诱惑，行为上常常受习惯性作业的影响，不能严格遵守制度则成为制约精细化管理的瓶颈。

要使严格遵守规章制度成为职工的习惯。古人云，"没有规矩，不成方圆"。一个不遵守制度的人是一个不可靠的人，一个不遵循制度的民族是一个不可靠的民族。一个好的制度如果不能被很好地执行，它就没有生命力。这就好比企业的管理制度是枪膛，员工的执行力是颗子弹，只有子弹上在枪膛里，它才有可能打出去，形成杀伤力，如果不能很好地结合，各为一体，是不可能具有威力的。

怎样才能做到严格遵守制度呢？其实很简单，就是不以绝对获利为前提——轻松工作、快乐工作。实践证明，员工只有拥有健康、良好的心态才能树立正确的工作观，才能自觉自发地严格遵守制度。所以要加强对员工健康心态的引导，让大家认识到：工作虽然不是生活的全部，但它占据着每个

人生命的大部分时间，工作快乐才能生活得更快乐。工作固然是为了生计，但是比生计更可贵的，就是在工作中充分挖掘潜能，发挥自己的才干，体现人生价值，取得工作满足感和成就感。如果对工作不能正确认识，即使换一万份工作，也不会快乐。

在对员工进行思想引导过程中，要努力做到"三帮助，三认清，三引导"：一是帮助员工调整心态，让大家认清平和心态是快乐工作的前提，引导员工实事求是地进行自我评价，多看自己的不足，多学习别人的优点，以平和健康的心态投入工作；二是帮助员工调整心情，减轻工作压力，让员工认清工作快乐是生活快乐的前提，引导员工"自己跑起来"，用积极主动的态度去干好工作，并享受由此带来的乐趣；三是帮助员工调整人际关系，学习沟通技巧，认清团结奋斗是拥有和谐工作环境的前提，引导员工自觉融入团队，在集体中享受最大的工作成就。对企业而言，快乐是一种人文关怀，只有努力营造良好的工作氛围，科学实行人本管理，使每一名员工不是处于被管的被动状态，而是处于自动运转的主动状态，才能激励职工奋发向上、励精图治。因而要使严格遵守规章制度成为员工的习惯，只有通过加强企业文化建设，培育员工共同的价值观和行为准则，使企业形成自觉遵守、严格遵守规章制度的氛围，才能形成众志成城的强大团队凝聚力，推动企业健康快速发展。

二、精细化管理的原则

1. 数据化原则

数据化原则的核心是以"数据"为标准，强调以数据为依据，做好数据分析，用数据指导并用数据进行检验。从泰勒的科学管理实践到现代的各种管理手段的推广，科学化、数据化、技术化管理深入到企业的各个层面，极大地提高了企业的管理效率及其管理宽度，为企业的进步、社会的发展奠定了坚实的基础，无数现实已充分证明了数据化在管理过程中的重要作用。

数据化原则的作用在精细化管理中的体现主要有以下几点。

(1) 以数据明确要求，员工明确如何做是正确的。

(2) 以数据明确标准，员工明确完成什么标准是正确的。

(3) 以数据明确目标，团队知晓任务的总量和难度。

(4) 以数据明确计划，团队明白"行军"方向及可获资源。

(5) 以数据勘察环境，组织得以了解竞争环境。

(6) 以数据检讨执行，分析执行与计划的差距。

(7) 用数据推演数据，寻找科学的方案。

(8) 用数据链接数据，发现管理的漏洞。

2. 操作性原则

规则的制定仅仅是第一步，更为重要的是规则的实施细则和实施检查细则。规则面前人人平等，要把遵守规则变成一种习惯。在具体工作实践中，规则经常被孤独地挂在墙上，无人遵守。另外，还有一些讲不清的"特殊情况"。何为特殊情况？是规则以内的特殊？还是规则以外的特殊？解决的办法是要把规则考虑得更细，或者去掉这种不能操作、又容易产生腐败的规则表述。为了避免规则的不可操作性，正确的做法有两点：一是直入主题；二是有几点就写几点，能做到几点就写几点。

3. 以人为本的原则

管理的重点是如何管人，精细化管理更是强调以人为本。管理的目的是优化资源配置，并使其效能最大化。人力作为组织中最重要的资源，是为组织创造最大效率和效益的关键，而如何最大限度地使用人力资源，则是管理实践中面临的最大难题，也是精细化管理所要解决的重难点。要把以人为本的思想贯穿到精细化管理的各个方面，通过有效激励和约束，最大限度地发挥员工的积极性、主动性和创造性，实现工作效率的最大化。

4.过程控制的原则

对每一项工作职责和任务，要明确工作链，绘制流程图，搞好过程控制，推进每个工作环节的精细化，确保实现团队整体精细化管理目标。其实，过程控制追求的是执行力的量化，即将工作内容及配套管理制度予以量化，并涵盖工作始末。

5.精益求精的原则

历史上很多悲剧，就是没有养成做事精益求精、有始有终的习惯，由于疏忽犯下一些不可宽恕的错误。所以，认真细致、精益求精的工作作风才是组织能够精于事前、细于过程、持续改进的一剂良药。

6.方便考核的原则

要将工作目标量化和具体化。对难以量化的目标任务，应根据情况认定边界考核条件，减少不确定因素在考核中的影响。

7.底线原则

管理的精细化是不是越细越好？细到什么程度是最好？需要把握两个基本原则：一是能否再细分；二是是否需要再细分。这就是底线原则。

底线有时是红线，是规则最大容忍度的问题。平时我们所说的"到了忍无可忍的程度"便是最形象的红线表达。这种情况多数是指触犯了制度，需要动用处罚的条款或拒绝的态度。

三、精细化管理的要点

精细化管理是精细化理念和行为方式贯穿于企业所有工作流程的一种全方位管理模式，是一般管理方式的纵深化，它不仅要求组织工作效能的最大化，还对工作态度、工作方式、职业素质、职业道德等方面进行约束与规范。

1. 认真做好每一件"小事"

古人云："一叶而知秋"。目前管理方式推崇"放大抓小"，其本质就是以细节体现管理能力，提升效益。在实际工作中，组织的各层次、各方面的管理过程无不体现着"管理关注细节"的原则。一件看似简单的工作做到"严要求、高水准"，彰显的是企业的综合管理水平。员工个体追求工作的完美，完成好每一件"小事"，对于企业的生存和长期发展而言，具有非常重要的意义，而"小事"的出色完成也是组织实现卓越的基本点与立足点。

"小事"虽小，但持续性做好不容易，要想取得优于他人的业绩，不仅需要高度的责任心、吃苦耐劳的敬业精神及严谨求实的态度，还需要个人付出数倍于他人的努力。每份工作都是由许多细节组成的，只有坚持高标准、严要求，精益求精，落实好每一项工作细节，尽其所能减少工作失误，不断提升工作质量及工作效率，才能实现组织既定的奋斗目标。

2. 把简单的事情做对，而且持续做对

现实生活中，许多人进入了"差不多"怪圈，凡是差不多就行，好像、可能、大概成了他们的口头禅。涉及工作，更是将"精益求精、追求卓越"的思想抛之脑后，工作不求做好，只求做完。

实际上，这种"差不多"的观念也体现出某些员工把"工作分贵贱"，不愿意或者不屑于做小事、琐事的思想观念。正如《细节决定成败》一书中提到，"芸芸众生中，能做大事的人凤毛麟角，绝大多数的人也总是做着一些具体的小事、琐事、单调的事，平淡或鸡毛蒜皮，然而，这就是工作，就是生活，是成就大事必需的基础与前奏"。海尔前总裁张瑞敏也多次教导员工："简单的事做好就是不简单，平凡的事做好就是不平凡"。大必出于细，简单的事持续做对、做好，打好基础，积累力量，必将厚积薄发，有所成就。

简单的事情持续做对、做好，实际上体现的是组织的执行力。精细化管理重视规范、合理的操作方法和流程，强调细节及执行力，无论组织大小、岗位高低，只要追求进步与发展，必须重视与处理"小事做好"的问题。

3. 量化管理细节

当前，企业之间的竞争其实就是细节的竞争，以细节制胜。有些企业制定、规范了规章制度与工作流程，但对细节缺少量化。反映在工作中就是管理者对工作结果的不满意，认为下属办事不力，不懂事情轻重缓急，未能达到自己预想的效果。究其原因，是管理者在工作安排及规章执行时缺少量化标准，员工按照个人理解进行工作，导致结果偏离工作要求，造成效率低下的窘境。

因此，细节量化就是要求管理者将工作内容及制度以量化形式提出，并涵盖工作始末。具有量化意识的管理者在工作设置、工作安排及工作实施时，会将每一个细节量化并贯穿于工作全程，追求管理工作的精细化、规范化与秩序感，以便员工明晰工作目标与工作要求。

4. 每个细节做到"零缺陷"

"点滴求发展，细微见管理。"管理必须求精求细，认真对待每个岗位、每项工作、每个细节，并贯穿于工作始终。各级管理人员都要以"精心是态度、精细是过程、精品是成绩"的工作理念与工作方法，精心谋划、细致安排每一项工作，争取做到细节零差错。

精细化不仅是组织对科学管理的执着追求，更是全体员工上下一心追求极致的普众式的思维模式。要实现精细化的推进与落实，管理者是关键。首先，管理者要强化精细意识，推行精细意识。其次，要加强教育与培养，推动员工接受，并实现精细化。精细化管理的关键就在于员工思维模式的转变，从细微处着眼，将精细化的意识落实到工作的点滴中，把每一个细节做到"零缺陷"，不断追求卓越，只有这样才能造就真正"了不起的事业"。

5. 大处着眼，小处着手，养成注重细节的习惯

如果没有精细化管理的意识与思路，精细化会被某些人说成是"吹毛求疵"。然而，实际情况是：细节无小事。"大"有大的原因，"小"有小的理由，二者有异曲同工之妙。管理者不仅要把注意力放在"大"上，把握大方向，部署大战略，做好总规划，还要密切关注和做好与之相关的每一件小事，既要看到森林的辽阔，也要欣赏树叶的油亮。也只有真正到做"大处着眼，小处着手"，才有可能获得更大的成就。

对于员工而言，再小的事情，一旦领导者关注，就成了大事。根据组织行为学的解释，组织的运转是一个由多通道、众多细节相互连接，并且具有自我调节能力的复杂系统。而在系统运行的过程中，不可避免地会有"细节梗塞，小事挡道"的冲突。鉴于事件间的联系性，每件小事的处理结果都可能会对整个大局带来超出预期的连锁反应。因此，一个有理想、心怀雄心大志的员工，一定要懂得千里之行，始于足下，从小事做起，把小事做细。

四、精细化管理的方法

企业要实现全面、协调和可持续的发展目标，必须要有强有力的执行和运作能力，而这些都可以通过精细化的管理得以实现。具体而言，精细化管理主要包括以下四种基本方法。

1. 行政方法

行政方法指行政机构通过行政命令、指标、规定等手段，按照行政系统和层次，以权威和服从为前提，直接指挥下属行动的管理方法。其特点是权威性、强制性、垂直性、具体性。

2. 法律方法

法律方法指运用法律这种由国家制定或认可并以国家强制力保证实施的

行为规范，以及相应的社会规范来进行管理的方法。其特点主要是规范性、严肃性、强制性。

3. 经济方法

经济方法指根据客观规律，运用各种经济手段，调节各方面之间的经济利益关系，以获取较高经济效益与社会利益的管理方法。其特点是利益性、灵活性、平等性、有偿性。

4. 教育方法

教育方法指根据一定目的和要求，对被管理者进行有针对性的思想道德教育，启发其思想觉悟，以便自觉地根据组织目标去调节各自行为的管理方法。其特点包括启发性、真理性。

然而，精细化管理并非是一个可借鉴的现成模式，若是照猫画虎，反倒会南辕北辙，走入误区。

五、实施精细化管理应避免的"误区"

精细化管理在实施过程中，不可避免会遇到很多麻烦，甚至是很多阻力。影响精细化管理执行力的主要层面如图 8 所示。

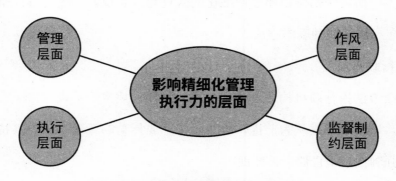

图 8 影响精细化管理执行力的层面示意

所以，在具体实施的过程中，我们要尽量避免以下问题。

1. 避免陷入"烦琐管理"

精细化管理的要义是化繁为简，而不是为了追求细节把问题复杂化。在精细化的管理过程中，要时刻把握管理宽度与管理深度，不可脱离管理实践而单纯追求管理细化，如果管理的细化阻碍了流程的执行，那就背离了管理的意义。此外，还要注意的是，精细化管理绝不是事无巨细，严守死把，盲目追求全面管理、全程控制，而是要学会厘清事情的轻重缓急，善于抓住主要工作和工作的主要环节。

2. 避免把精细化管理仅等同于管理制度、流程的不断细化

精细化管理是一个综合性的管理体系，涵盖管理理念、管理主体、管理对象、管理手段、管理过程等多个方面、多个层次，且彼此之间相辅相成，缺一不可。精细化管理存在于组织决策、执行、验证、整改的各个环节，其意义在于改变管理者决策不验证、发号不施令的管理短板，延伸管理触角，促使每一项管理活动都能够做到科学决策、高效执行、及时验证、整改到位。

3. 避免急于求成

精细化管理不是一蹴而就的，它是根据内外部情况，在不断调整、完善精细化管理体系和制度的基础上持续推进的精细化管理体系建设。令人遗憾的是，虽然许多组织已意识到了精细化管理的重要性，但在推进使用时存在着"依葫芦画瓢"的现象，只是简单地照搬、模仿。此外，有些单位在进行精细化管理时，对本组织的实际情况缺乏正确的认知与客观的评估，对管理的重点环节和薄弱环节定位不准确。因此，进行精细化管理，一定要将其作为一项长期的战略目标和工作，切勿急于求成，人云亦云，只有将精细化管理的理念、方法切合实际地融入组织的运行与管理中去，才能收到预期的效果。

4. 避免过分沉溺于数字

精细化管理更多的是要求用数字说话，但过分沉溺于数字，往往会被其迷惑，不知所措，容易导致战略决策上的失误。所以，精细化管理要以数据为决策依据，但又不能完全依靠数字。

只有学会并认识精细化中的陷阱，才能保证从实施精细化管理的过程中受益。精细化管理顾名思义就是在管理上要做到精确、细致、合理、科学，它提倡的是一种精益求精的工作态度、创新务实的工作精神和科学高效的管理理念。

第四章　中医医院精细化管理

第一节 中医医院为什么要进行精细化管理

随着医疗市场竞争的不断加剧，医疗服务机构保持优势的难度不断加大，而且很多中医医院的管理在很大程度上仍处于"惯性管理"。受中国传统思想影响，"医而优则仕"成为医院普遍运用的人事晋升规则，"重临床、轻管理"的倾向较为严重。在患者等待时间过长、诊断流程待优化、医疗纠纷频发、医疗市场竞争日益激烈的现状下，医疗质量、服务质量、运营成本和管理效能已成为医院管理中的重点，使越来越多的医疗机构认识到精细化管理的重要性。精细化管理强调细节，追求为消费者提供持续性精进的，更为周到、细致、人性化的服务。事实亦如此，只有以精细化管理的方式不断提升医院管理水平，提高医院学科建设，提升医院运行效率、经济效益和社会效益，才能为医院在日趋激烈的医疗市场竞争中赢得优势。

一、精细化管理理论及其可适用性

在现代管理学的范畴内，科学管理包含 3 个层次，分别为规范化管理、精细化管理和个性化管理，三者之间层层递进且联系紧密。随着全球范围工业化进程的不断加深，社会分工逐渐细化，人们对于服务质量的需求也呈逐渐上升的趋势。20 世纪 50 年代，日本企业管理中出现了"精细化管理"的概念，即在常规管理的基础上，对管理思维、结构、模式等方面进行更为深入、具体的研究，以达到在生产过程中减少资源使用、降低成本、提升经济效益和服务质量的目的。

换而言之，"精细化"是一个过程改进的方法论，更是一种领导风格和管理体系。自20世纪90年代以来，尤其在过去的20年间，各大医院和医疗体系都已经开始接受并使用了精细化管理模式。它所提倡的新型思维方式，不同于以往的组织文化、变革需求以及各级员工的参与。在精细化管理这个更为宏大的框架下，所实施的实践方法和工具都将引领医疗、医护、医药组织不断发展，从而在世界范围内的相关领域取得更好的绩效评估，诸如更好地保障安全、优化服务质量、减少等待时间和降低成本，并且提升医疗、医护、医药组织成员的士气，创造出可持续改进的组织文化。

精细化管理于医院而言，其主要目的是为了细化各个部分的成本要求，使得有限的资源得到最大限度的利用，从而最大限度提升工作效率，保证医疗质量，将可持续发展落实到医疗过程中。医院的精细化管理本质是将战略目标进行分解、细化，并落到实处，使得管理过程中每个环节都能最大限度发挥其自身作用，从而大大提高医院的过程执行力。精细化管理为医疗指引了明确方向，结合当下时代发展及市场情况，以细化的方式能够精确地找出医疗过程中的问题所在，从而对症下药。另外重要的一点是，要注重技术创新，在传统定式的基础上提高创新意识，有效结合。

精细化管理的效用如图9所示。

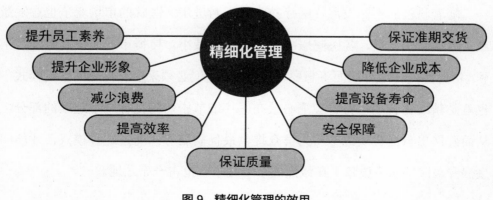

图9 精细化管理的效用

二、中医医院实行精细化管理的必要性

从 2003 年起，我国公立医院的管理制度有所进步，但其所处环境仍然困窘。时代在发展，科技在进步，人们也随着时代变迁而有着更高的物质及精神需求，医疗保障便是其中一方面。伴随着药品加成的取消、医保总额预付、养老纳入社会统筹机制等政策出台，医院面临收入减少、支出增加、人才流失、管理层的理念及能力亟待提升等问题。因此，医院不得不将如何有效解决上述问题从而提高医疗服务质量放在首位，以充分满足群众所需，达到医疗理想化。

当今我国医疗改革方向是向分级诊疗制度、现代医院管理制度、全民医保制度、药品供应保障制度、综合监管制度等方面转变。

在这种形势下，精细化管理是医院可持续发展的必由之路，传统的公共行政管理已经无法满足医院进一步发展的要求，无法适应现代化医院可持续发展的需要。如今，医疗健康领域绩效系统指标表现不佳，满意度普遍不尽如人意，这就凸显了实施精细化管理的必要性。同时，医院也受到不断增长的外部压力与挑战，随着社会的不断发展，很多中医医院已经从原有的"粗放式管理模式"开始向精细化管理模式转变，以促进医院的可持续发展。

1. 中医医院管理的外在因素

随着科技的不断发展、医疗技术的不断进步，医院的市场竞争也愈发激烈，争相同化发展，各医院服务差异化逐渐减小，使得市场竞争局势较为不利。中医医院在这种局面下想要取得竞争优势，必须采取有特色的管理模式，也就是精细化管理，将管理重心放在医疗细节中，精化各个不起眼的部分，从而发展出自身优质细节，为群众提供最优质服务。通过这种模式，才能间接提升医院的服务质量，在激烈的市场竞争中抢占一席之地。

2. 中医医院管理的内在要求

随着医疗技术的快速发展，医疗服务分工越来越细，专业化程度越来越高。这就需要医院采取相应的管理模式，使医院在技术和组织管理上把各方面的工作有机地协调起来，形成一个统一的体系。因此，精细化管理对医院管理来说具有更为重要的作用。

中医医院推行精细化管理可以更好地推动医院原有的运行机制，一方面可以降低医院各方面的成本；另一方面也不会改变医院公益性和福利性的特征。在提高医院各项服务质量的同时，也在群众心中树立了良好的口碑，赢得了人气。精细化的管理体制可以说是对医院以往运行机制的一个补充，可以使中医医院在原有的基础上更加注重自身的服务质量。

3. 趋于理性化的医疗消费群体

当今社会，人们的医疗消费观念和消费水平与过去相比天差地别，人们越来越趋于理性地选择医院；医疗保健服务需求也向多样化、个性化的趋势发展，对于医疗保健服务的要求也越来越高。俗话说：细节决定成败。因此，服务细节显得尤为重要。为了充分满足消费者的需求，使医疗消费者满意，医院需要向精细化管理转变。

对于精细化管理在医院中的应用，弗吉尼亚梅森生产体系主张的是，在生产过程中实现损耗的节省，让职员享有一定的误差处理权，在识别到患者安全风险时，"生产"立即被叫停，在快速流程改善的支撑下，对问题进行精准识别，将有效的解决问题方式明确地提出来。也正因为如此，弗吉尼亚梅森医学中心才能不断创造佳绩——提交的病患安全警示信息高达 5 万多条，医疗事故赔偿金降幅达到了 76 个百分点；在设计日趋完善的情况下，空间得到了高效利用，投资减少 1100 万美元；等待化验报告的时间缩短了 85 个百分点；在"精益 5S"的辅助下，辅料器材成本节约了 200 万美元；工作流程优化后，护士单日运动量减少了 1200 千米，好比是每天节省了 250 个工时……

由此可知，精细化管理模式在医院全面推行后，患者在就医过程中有了更大的安全性，大幅减少了等待就医的时间；医护人员很少出现返工情况，其服务患者的时间更加充足，机会更多；医院会节省不必要的行政开支，在医护工作中能够享受到大量的优质资源……医院可以将精细化管理所节省的时间和资金、资源都投入到患者的医疗、护理等方面，从而提升医院的公益性，获得更高的满意度和知名度。

除此之外，精细化管理可以实现最大限度地降低管理成本的目标和永远追求效率的宗旨，符合医院效能建设的目标。实施精细化管理，可以有效地降低行政成本，提高行政效能。医院精细化管理是以科学管理为基础，以精细操作为特征，致力于降低行政成本，提高行政效率的一种管理方式。具体的就是要做到"精确定位，精益求精，细化目标，量化考核"这十六个字。精确定位，就是部门和岗位的职能、职责规范清晰，科学合理；精益求精，就是要求每个岗位要有较高的工作标准，严格的工作规范；细化目标，就是要将工作任务进行层层分解，落实到人；量化考核，就是要做到定量准确，考核及时，奖惩兑现。

同时，要充分利用信息化建设与精细化管理互为目标和手段的关系，细化、量化、实证化、协同化、标准化、流程化。例如，可以将精细化管理体系以数据为基础，涵盖基于目标管理的学科建设、基于医师行为导向的质量管控、基于全过程控制的药事管理、基于绩效数据的医院运营管理等多个方面。

三、中医医院实行精细化管理的可行性

医院管理体系包括人员管理、医疗管理、技术管理、质量管理、信息管理、设备管理、物资管理以及经济管理。要把这些人、事、物、财等都管理得当，

必须要实施精细化的管理（图 10）。

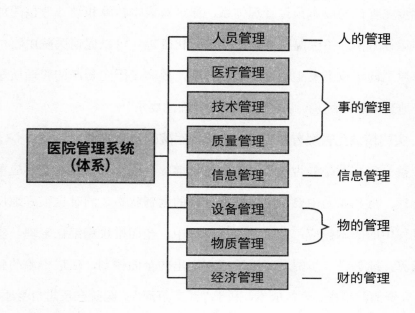

图 10 医院管理系统

中医医院有实行精细化管理的可行性。精细化管理是一套工具及一门能够改变医院组织管理方式的哲学，也是一种方法学，可通过减少各类等待、失误及过失时间等方式，提高医院医疗服务质量。而且，精细化管理支持员工和医生的各项工作，并为其清除不必要的障碍，使他们可以专心地为病患提供医疗服务。精细化管理同样也属于管理系统，在很长一段时间内可以加强医院体制建设，降低运营成本和医疗风险，同时还可以促进医院可持续发展和社会效益的不断提升。精细化管理对各个行政管理部门之间消除隔阂具有一定的推动作用，可以让不同科室之间为了保障病患的合理利益进行更好的合作。

1. 精细化管理可以更好地适应新《医院财务制度》成本管理的要求

新《医院财务制度》是在新医改的大背景下产生的，新《医院财务制度》

在医院成本核算管理科学化和精细化程度上提出了更高的要求，希望医院能够进一步完善自身成本预算管理体系，通过对成本核算和绩效考核的加强提高成本运行效率。中医医院实施成本精细化管理，可以促使医院由收付实现制核算原则向着权责发生制核算原则转变，提高了固定资产的管理质量，能够更好地适应新《医院财务制度》成本管理的要求。

2. 实施精细化管理有助于进一步降低医院的管理成本

效益是每家医院能否长期发展的基础前提。因此，任何医院都应重视精细化管理，将其作为主要手段以保持良好的运营状态，同时也很好地反映出运营过程中的成本效应。在医院管理过程中，全面推进精细化管理，实施全成本核算，能够进一步提升对医院成本支出的全面控制，促进资源的整合优化，提升资源利用率，降低成本，利于"减支节流"。医院在反思自身不足时，可通过精细化管理方式发现问题，管理者可针对问题进行调整和重新规划，及时转变发展策略，完善内部运营结构。

3. 精细化管理可以促使医院的管理更加集约化

在激烈的市场竞争机制下，对于医院的经营发展而言，市场对于医疗服务质量的要求在不断增加，特别是基于医疗服务的特殊性，社会大众对医疗服务已经不局限于药到病除，还追求看病求医过程中的人文关怀，这对于医疗产品和服务提出了新的要求。传统的粗放型管理方式缺乏长远的规划，只有通过实施精细化管理，才能实现对内部资源的高效利用，将业务流程进行更为科学规范的优化，从而适应市场发展趋势，积极正向地竞争。

4. 精细化管理可以促进医疗体制改革的深度化

精细化管理改变了医院的发展战略，促进了医院对自身发展的全面认识，提升了管理效率，推动了医院的可持续发展。

将精细化管理引入医院管理中，运用先进的科学技术，抓住关键细节，通过充分运用医院的人力、物力、财力等资源，强化协作，提高医院各部门的执行力，从而达到降低成本、费用，提高效率和效益的目的，这对于医院管理效能的提高和管理职能的转变来说，都是很好的尝试，这也是落实科学发展观的具体体现。精细化不仅仅是一种科学方法，更是一种思想和理念，一种和社会责任感紧密联系在一起的科学精神、实事求是的态度，其核心在于理念和工作方式、方法的创新。医院精细化管理是以科学管理为基础，以精细操作为特征，致力于降低行政成本、提高行政效率的一种管理方式。

在医院管理方面，医院要注重学科建设与人才培养，提高医疗服务质量，保障医疗安全与效率，努力将效益最大化；实行临床路径、标准作业程序（Standard Operating Procedure，SOP）等标准化管理；重视预防与康复工作；利用好循环管理（Plan Do Check Action，PDCA）、质量管理小组（Quality Control Cycle，QCC）等管理工具。只有多法结合，才能更好地促进医院的发展。

四、中医医院精细化管理存在的误区和不足

在医院的各个层面，都有着文化参差不齐的表现。有知识分子成群的医务人员，也有文化程度不同的行政管理人员和后勤服务人员。不同的文化构架、不同的服务对象、不同的管理水平和不同的管理理念，形成了各自不同的管理方法和认识层次。

1.忽视理念和组织价值观的培养，过于形式化

由于多数中医医院的管理者，特别是高层管理者，多是从专业技术人员转向管理层的，因此经验管理成为主要的管理方法。技术人员的专业程度可想而知，技能操作也毋庸置疑，但在理论教学和管理经营方面未必具有足够经验，更多的是联想自身临床经验，试探性地进行管理，并不能达到很好的教学成效。因此，精细化管理作为一种新型管理模式应运而生，但大多数老

中医对新型事物并不能充分接受，甚至有的人表现出排斥。在这种心理下并不能达到精细化管理的效果。

大多数中医医院对精细化管理内涵的理解还不是很深入，仅停留在形式建设上，认为这就是精细化，其实不是。精细化，顾名思义，是指精确、仔细，这代表一种态度，追求工作时严谨细心的态度。在这种态度的基础上进行管理工作，将态度潜移默化至每个员工脑海中，并持之以恒，这样才能达到真正的精益求精，从而提高工作质量及效率。这要求医院需将精细化的思想贯彻落实，将其作为整个医院所追求的核心观念，并坚持下去。

2. 忽视医务人员对精细化管理存在的抵触情绪

由于精细化管理的实施会将细小的事项与要求牵涉到个人，其中的"精、细、准、严"会触动到每个人的利益。且对于员工来说，并非每个人都能长时间处于谨慎、细心的状态下，也存在性格较为大条直爽的员工，这类员工习惯于自身的工作方法，一时间无法真正精细化管理。因此，有的医务人员对精细化管理抵触情绪较重，缺乏执行的自觉性与主动性。

3. 忽视基础工作的重要性，过于激进化

不管哪一种管理方法，都要依托完善的科学管理体系，才能起作用，精细化管理也是如此。任何事物都需要精确且稳定的基础才能更好地发展，对于医疗这种失之一厘、差之千里的行业来说，基础尤为重要。医院各项经营业务中最基本的记录、数据、标准和制度是医院经营管理的基础工作，精细化过程要特别注意数据的准确性，切忌粗心大意。在精细化的过程中，也要注意结合医院自身情况，选择合适的精细化方式，循序渐进，不能急于求成。"精细化"不可能面面俱到，管理者要找准关键环节、薄弱环节，对相关管理体系进行改进，实现层级完善、系统健康，做到权力层层有、任务个个担、责任人人负，分阶段实施，只有这样才能最终整合全部管理体系，达到理想的效果。

4. 精细化管理运行不顺畅

管理改进的重点是对各部门和员工实施不同的管理制度和相应的措施。在执行过程中，精细化管理经常被绑定和约束，限制性较强，因此在一些地区，执行困难，甚至可能不成功。其原因也是因为部门间合作不协调，执行不力；对政策和制度缺乏了解，导致善政减少。

5. 忽视人的主观能动性，过于机械化

一个好的医院必须有强烈的规则意识，能识别制度障碍，依章而循，但"人"在实施过程中同样发挥着不可替代的作用，这也是很重要的一点。如果我们不重视"人"的作用，过分强调某些规章制度的执行，该制度将最终成为"机械"执行的规范。正如我们所看到的，医院是一个变数很多、紧急情况不断发生的地方，如果只有一个系统，那就太有限了。这时需要医务工作者有更加灵活的工作能力，能够随机应变处理当下发生的问题。这也体现了精细化管理的重要性。

6. 精细化管理的力度弱

很多管理者是从基层提升到管理层的，会存在一些念情义的情况，从而难以以一个领导的身份对之前的同事进行管理，也就是我们通常所说的做"老好人"。在这种情况下，便容易出现违规行为且不能够都被惩戒，此类违规行为也会越发增多。没有履行管理者的权利和义务，使得规章制度不能很好地发挥作用，管理效果不佳，这些管理者便不是合格的管理者。

7. 过于数字化而忽视问题的本质

精细化管理倡导以数据来说话，其认为将医院各方面工作量化，进行数字化管理，就可以实现医院精细化管理。实则不然。精细化不等同于数据化，数字仅代表某方面的情况，可作为参考依据，是精细化的一部分，并不是定式。

有些工作并不能用数字表示，要灵活运用数据，适当思考以进行决策分析。

五、精细化管理是中医医院变革的途径

中医医院的改革与管理创新一直是大家关注的难点和重点。很多人都把中医医院的改革简单等同于中医医院的产权制度改革或法人治理结构改革。这是一种非常狭隘的理解。

随着社会的不断发展，医疗方面有越来越先进的技术支持，医疗服务分工越来越细，对专业化程度的要求也越来越高。医院针对这种发展趋势提出必须转变自身的管理模式，从基础层面起将内部的各项程序及工作有机结合起来，建立较为系统的工作体系，实现精细化管理。

2015 年国务院发布的《城市公立医院改革指导意见》中明确提出，要建立现代医院管理制度，加强医院精细化管理。在新一轮的医疗改革进程中，要建设现代化医院就必须从经验管理过渡到科学管理，科学管理的最高境界就是精细化管理。

精细化管理是一种理念，是一种文化，是一种精神，也是一种导向。中医医院倡导精细化管理是一种注重细节、注重环节、注重流程、注重成本、注重绩效、注重改革、注重创新的科学管理。核心是普及精、准、严、细的医院管理文化。

"精"就是精益求精。医院管理的各个方面都需要改进。医院管理采用传统思维中细节决定成败的概念，它改变了原有的医院管理体制，从以"人的治理"为基础的广义治理转变为以"法"为基础的治理。其中特别需要注意的是，我们需要研究管理报告中细节的概念，建立科学的组织结构，以完善的管理体系和标准化的业务流程，通过改进后的功能提高医院的运营质量和效率，促进不同医院的工作规则和程序的制定，真正体现医院管理的基本

理念。

"准"就是准确信息。医院管理者的决策信息要准确。准确的信息、准确的数据和计量、准确的时间衔接和正确的工作方法是医院管理者进行科学决策的依据，而医院精细化管理就是一种源自准确信息进行科学决策的管理方式。从医院管理者的角度来看，精细化管理能够使其深入临床一线，观察到日常工作的细节流程，掌握充分的、及时的、准确的第一手信息资源，从而在之后的管理工作中能够按照一定的程序，对这些信息进行整理、甄选、统计、比较、演绎等，最后得出最优决策方案。在落实医院精细化管理中，各科室要将精细化的要求进行再分解、再细化，用思考和行动来回应工作，共同推进医院发展。

"严"就是倡导严谨。医院的考核机制、规章制度执行要"严"。严格管理是任何一个医院或者部门实行有效管理的基础和根基。医院制度制定的再完善、再规范，如果落实不到位，那么所制定的制度等于零；若没有严格的考核机制，制度的建设同样也等于零。制度的制定在于执行落实，执行落实的重要手段在于考核。在医院文化建设中也要经常开展有效的医疗质量和安全警示教育活动，倡导严谨、严格、严肃的医疗作风。要严格落实严明的纪律、严格的制度、严谨的作风和严肃的奖罚，其中，严明的纪律是前提，严格的制度是保障，可通过严谨的作风和严肃的奖罚来充分体现。

"细"就是注重细节。"细"是关键环节的主要控制点，要求医院管理的各个环节要细化。要在原有医院系统管理的基础上解决各关键环节及其主要控制点的匹配性，围绕医院管理中的目标、措施、责任、考评和监督等方面进行量化，使之能够在现有规章、流程、制度的基础上，让医院整体能够顺畅、有序、和谐，有效防止医院管理过程中的"跑、冒、滴、漏"现象，做到操作细化、管理细化、服务细化，特别是执行要细化，将所执行的工作细化到每一个人、每一件事和每一天，以高效率的工作和高质量的服务促进目标的实现，有效提升医院的核心竞争力。

简单来说，精细化管理的核心思想如图 11 所示。

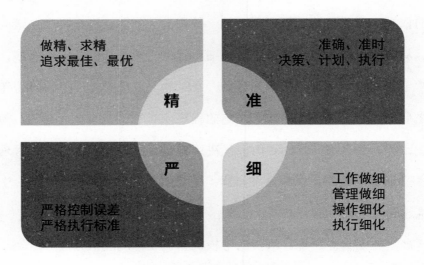

图 11 精细化管理的核心思想

中医医院的管理模式一直以来处于粗放式管理阶段，因而倡导开展精细化的管理具有现实意义，又具有长远意义，既符合科学管理的精神，又符合尊重患者生命的精神，所以对提升医疗质量、保障医疗安全、促进医疗服务水平的提高具有积极的开拓意义。

六、正确理解和认识中医医院的精细化管理

在中医不断发展的背景下，中医医院必须及时转变其管理模式，积极适应时代发展，结合现代技术，转换管理模式，重视精细化管理。要以医院效率为核心、以患者满意为目标，建立科学的组织架构、完善的管理制度、规范的业务流程（图 12），从而以改善医疗质量、提升服务模式来驱动医院的各项业务。

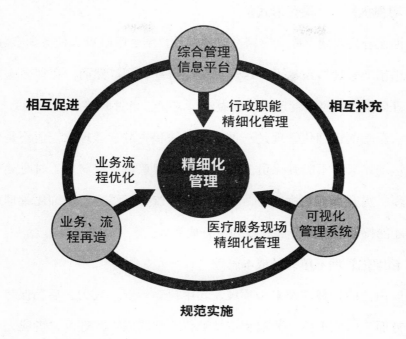

图 12 精细化管理的优势循环

1. 精细化管理不能急于求成，必须循序渐进

任何一项工作的开展，都应因时因地制宜，要与本单位实际情况相结合。"态度决定行为"，在开展工作的初期，要在全院范围进行全面、深入的培训和指导，引导职工对精细化管理工作给予充分的理解，摆正心态，以积极的态度应对管理创新带来的新局面。

一些医院认为，良好的管理只是简单地介绍管理工具和专业人员的数字化，但他们并不完全理解精细化管理的概念。要真正搞好管理，首先，应完善医院人才引进机制；其次，我们需要改进现有的行政结构，以适应数字化管理的条件；再次，各级领导要为医院的全面建设而努力奋斗、无私奉献。最后，中医医院要营造良好的文化氛围，没有良好的企业文化，良好管理的理想就是一个空洞的理论。

2. 增强执行力，避免形式化

精细化管理需要不断完善精准管理体系，结合医院重大任务和实际情况，不断推进精准管理体系建设，这一点是非常重要的。然而，在许多医院仍然存在着盲目模仿、照搬管理模式的做法，忽视了自身的特点。

中医医院的精细化管理是一种工作方法和先进管理理念，而不是一项阶段性的运动。只有不断强化员工的精细化管理意识、培养员工时时处处见精细的习惯、提升员工的执行力，并与绩效考核有机结合，精细化管理才有生命力，才能持续深入地开展并收到应有成效。

3. 精细化管理不单纯是成本管理

医院内部的管理涉及多个领域，其中包含运营、人力、后勤保障、行政等多个方面，因此不能片面地断定精细化管理即成本管理。二者应为包含关系，成本管理只是精细化管理其中一个方面的体现形式。

4. 各层管理者的亲力亲为是精细化管理成败的关键

在精细化管理过程中，强调管理者，特别是高层管理者，可以确保有效的管理。这对于显示结果至关重要。医院院长的人格魅力对员工的影响是无限的，要充分发挥其正面作用，同时中层管理者的积极参与和快速实施也非常重要，在沟通中发挥承上启下的作用。只有二者结合，院长提出的管理措施才能得到有效落实和广泛推广。

为了保证医院的正确管理，管理者还必须具有一定的主观适应性。在当今社会，尽管科学技术不断发展，但任何领域都摆脱不了人的作用。领域越复杂，管理者的素质就越高。管理既不是基于书本也不是机械地实施，而是应该有科学的管理水平和灵活的管理方法。

5. 部门间精细化管理的推进要基本同步

医院科室和科室之间如果存在较大差距，必将阻碍精细化管理的进程。

仅某一个科室独立运行难以实现粗放式管理向精细化管理的转变，只有全院各科室都全力以赴，共同努力，建立一个高效、运行良好的系统，才能确保组织目标的实现。

6. 精细化管理不是简单的减员增效

精细化管理并不是字面意思的精减人员，而是注重细化每一方面。对于人员的选用不能一味地控制数量，更应该将每一个优秀人员的能力发挥到极致，促进岗位效用最大化，以促进医院的健康发展。

七、中医医院精细化管理亟待解决的问题

当前阶段，精细化管理模式在中医医院的推行缺乏系统性和规范性，通常以传统理论和实践经验为依据，缺乏科学的管理理论和严格的规范，不够精细、先进。精细化管理作为医院管理的最佳选择，对中医医院进行全面有效的监管，将精细化管理的思想、方式、含义融入医院经营管理的过程之中是必不可少的。从本质上来看，医院采用和推行精细化管理，是要逐级细化其发展战略和目标。所以，应将医院管理的各个流程、单元与其总体发展规划紧密联系起来，在确保医院公益性的基础上，帮助其实现高效运行。

1. 提升知晓度

管理的完善反映了医院组织的文化氛围和管理制度。俗话说，三流组织做项目，二流组织做品牌，一流组织做文化。因此，任何一个组织都必须拥有统一的价值观念和良好的文化风气。只有每个人对组织文化都有共鸣，他们才能在工作中保持自觉和自愿的行为。医院在实施精细化管理时应加强公共关系建设，提高媒体实施精细化管理的效率；通过网络和其他渠道为整个医院的高效管理创造良好的氛围。医院要为管理人员和工作人员提供良好的概念培训，并制定标准培训计划，通过外部培训在各级医院、工作场所和专

业人员中开展提高认识运动。医院要专注于培训、访谈和调查，以提高可行性和管理质量，创新创造良好的想法、理论和工作方法，并将其融入每位员工的习惯中。各级医院管理者不仅要理解并积极参与精细化管理，更要充分理解和参与精细化管理，全面设计精细化管理。改进工作，深化管理，通过一些人的引导到所有员工的自觉行为，提高员工行动意识。

2. 增强执行力

医院精细化管理作为一种管理理念和工作模式，是一种长期的工作，要不断总结经验和做法，循序渐进，持续改进，不断向纵深推进，要有做"持久战"的准备。医院的管理层和员工要进一步加强交流、沟通、协调，共同探讨精细化管理的有效路径，时时处处养成精细化习惯，加强员工政策的执行力，并将其纳入绩效考核的重要组成部分，以此来进一步增强医院精细化管理的执行力。

精细化管理崇尚的是操作过程有章可循、有据可依。但是医院是一个经常发生紧急情况的地方，因此，在实施精细化管理制度时，我们必须强调人的因素的重要性，以及人与制度之间的相互作用。在实施良好的管理时，我们应该充分利用人们的主观能动性，而不仅仅是服从。同时要通过先进的管理方法，如循环管理（PDCA）、质量控制和错误分析，不断审查和改进制度。另外，要把加强管理纳入现代干部管理理念，把人才的培养、使用和管理作为重要资源，充分发挥人的潜能，激发活力，积极创新。

3. 树立一盘棋意识

精细化管理是一个持续改进的过程性管理，也是由各个管理因素组成的全局化的管理模式，需要在全院精细化管理前提下，各个部门、各个科室通过精细化管理来实现。这就需要部门间、科室间做到精细化管理同步开展，步调一致，尤其是跨部门间的流程更要协作配合，树立一盘棋意识，要共享精细化管理的成果,实现共同提高。

4. 深化智慧医疗建设,为医院实现精细化管理奠定基础

信息化程度是反映医院管理现代化水平的重要标志之一,以信息化建设来推动医院精细化管理是一条必经之路,建设"智慧型""数字化"的医院就需要医院的管理者打破传统医疗的模式。中医医院要高度重视信息化建设,对医院信息化进行全面升级,建立以电子病历为核心的能覆盖全院业务流程的临床信息系统,实现医疗、药品、卫生高值类耗材精细化管理。

医院精细化管理的重点就是优化流程管理,简化医疗服务环节。这就要求医院对现有工作流程和规章制度进行一次梳理、修缮、整合和再造,把数据信息、业务操作流程、审核流程、岗位设置、绩效考评等涉及医院管理方面的工作进一步规范化、标准化,并且做到持续改进、不断优化。

5. 重视基础工作,遵循循序渐进原则

一家医院的管理模式是其能否健康运行的根本前提,只有拥有正向且合适的管理模式,才能在此基础上进行其他的具体工作,完成医院本身的价值体现。建立一个完善的内部体系必须循序渐进,逐步渗透,使得内部运转合理化,形成相对科学的工作机制,才能做到从大到小的精细化管理。

6. 加强精细化管理的制度建设

精细化管理是传统型管理向制度化管理转变的过程,要求建立一整套科学、完善、严谨的制度来保障实施,从而保证医院的正常运转,提升自己的竞争力。在具体的实践中可以通过制定新的制度、完善已有制度、剔除不合理制度来实现医院管理的客观化、格式化、精细化,强调制度的可操作性和执行力;通过对制度的不断完善达到对医院各个科室部门以及整体的管理效率的提升,做到有据可依、有章可循,从而实现医院各项工作的健康发展。

人世间的每一样物品和行为都有其存在的合理性,但出现在什么地点、

什么情况下才是其是否合理的重点。对于管理控制而言，每个工作流程和其业务项都需要做到"目标精细到人，人人精细到岗"，根据业务制定出适合的处理方式，做到每个业务岗位固定、责任固定，以实现岗位、程序间的相互制约。

7. 推行 5W 精细化管理

5W 指精细化管理的五个元素，包括"Who"什么人，"Where"什么地点，"When"什么时间，"What"做了什么，"Worth"价值几何。医院需要在此基础上，实现医疗管理闭环与资源管理闭环，也就是说，实现每个临床环节点与每个资源环节点的记录与可追踪性，包括检查登记、设备使用记录、效益分析、成本核算、耗材的标准耗用、高值耗材全程跟踪，甚至还有医保费别提示、过敏提示、配伍禁忌等。

许多医院现在认识到良好运营和管理的重要性。例如，通过信息，他们可以控制医院、药品和消费品（如官方发展援助系统）的后勤成本。它确保了人力、财力和物力资源的综合管理。在竞争日益激烈的背景下，中医医院只有通过良好的管理才能使资源得到最佳利用。最大限度地利用资源；制定有效的工作计划，充分体现医务人员的主观能动性，能确保工作效率的最大化。中医医院可以通过精细化管理实现科学控制。科学化、制度化、标准化、信息化可使医院组织管理准确、高效、协调、持续运行，提高了医院环境质量、医院运营效率、医院质量、医院成本和医院运营水平。

中医医院应该学会用数字说话。这些数据能够反映医院运营的现状和动态，反映医院生产的有效性、及时性和效率，甚至充分反映医院生产运营的各个方面，为各级医院管理者提供科学的决策依据，如救护车、紧急情况、医院内外人数、平均住院时间、药品费用、消费者消费、微生物调查周期、医院感染患病率、医院收支等信息。通过数字信息科学计算出门限数量和装载信息，确定服务过程中需要解决的问题，制定一些规则，提高医院服务质量。发展设备，减少医务人员的消耗，精减人员，进一步提高医院的运营能力，这是非常重要的。通过反复实践和改进治疗，减少不必要的接触，建立有效的卫生系统，最终可实现医疗质量、安全、效益和效率的管理目标，促进医院的可持续发展。

第二节 中医医院精细化管理的本质、要素和对策

　　精细化管理是一个贯穿医院全程的管理模式，要求把精细化管理的思想、作风、态度贯穿到整个医院管理活动和操作过程中。往往这个过程并不是单纯的一个环节，而是多个环节相衔接，甚至是并联的过程。因此，要实现医院全过程的精细化管理，就不能不考虑各个节点、各个环节、各个链条之间的联合与协同。

　　马克·格雷班在 2011 年发表了著作《精益医院》，提倡在医院的管理和问题处理工作中引入精细化管理模式，借助于一系列精细化管理的成功经验，讲明如何在成本得到节约的同时，帮助医院实现流程的改进，提升医疗安全等级及服务品质，将良好的医疗风气创建起来。相较于其他学者，马克的精细化管理理念对流程的关注度更高，他借助于医院流程的改进和体制的完善，在医院现实的管理工作中创建一个稳定、流畅的就医流程，对流程内的系统性障碍进行规避，避免出现部门孤立、体制延误等情况，增强病患接待能力，强化科室联系与合作，尽量让患者少等待，缓解医生工作压力，降低失误率，确保其在服务患者方面拥有充足的时间和精力，全面提升了医疗服务水平，降低了医院运营的各项成本和安全风险，提高了医疗质量以及社会效益和经济效益。

一、中医医院精细化管理的本质

中医医院精细化管理是科学管理的较高境界。它通过各种管理方法和手段，将医院管理的每一个执行环节做到精确化、数据化、规范化，从而显著提高组织的执行力、效率以及效益，对加强医院管理、提高医疗质量、改善服务流程以及缓解当前较突出的医患矛盾具有重要意义。

中医医院精细化管理的实质是医院发展战略和目标的分解、细化和实施过程，必须使精细化贯彻落实到医疗过程中的每个环节及步骤，以保证医疗质量的有效提升。在此过程中，同时也要确保医院发展战略规划的有效性和高效性，这是加强医院整体能力建设的重要手段，其主要特点是基础、细节、性质、过程、实施、质量和效率。这也说明医疗工作者需要做好医院管理工作中的每一件事，改善每一个细节，尽最大的努力，从而达到最佳的效果。

在简述精细化管理指导思想的基础上，医院需要根据精细化管理的要求，找出精细化管理中的关键问题和薄弱环节，这一过程对中医医院的管理发展具有重要意义。核心管理理念只有结合医院实际情况，医院管理系统才能最终整合。提高医院发展的功能、效率和作用，明确标准化与创新的结合，是确保医院良好管理的首要任务。精细领域是标准化与创新的最佳结合，只有这样，创新管理才能体现医院精细化管理的本质。

1. 中医医院精细化管理是一种文化管理

精细化管理必须以所有员工的思想和需求为基础。我们常说，"一流做文化"，只有在中医医院内部形成一种共识，管理理念才能在医院全体职工中演变成一种自觉和自愿行为，将口号落实于行动，化被动为主动，这是管理过程中最关键的一步。要把这一文化理念与医院发展目标结合起来，明确医院发展目标，实事求是，落实到具体措施中，让所有员工努力工作，只有在医疗服务的每个阶段都渗透到这一文化概念，才能最大限度保障医疗服务的质量与效率。所有员工进入公共场所和在接受职业培训时必须确保其充分了解住宿方法和要求，确保员工管理观念的转变，在具体制度中引入精细化理念，确保管理制度与文化、行为的有机统一。

2. 中医医院精细化管理是一种环节管理

医院对不同患者在进行多学科、多部门协作的专业治疗时，为了实现更准确的医院管理目标，需要建立量化的管理标准和简单的管理程序。由于系统之间的分工不同，医院医疗基础设施系统（包括基本咨询责任、指导系统和轮换系统）的实施直接影响到患者护理的效率和效果。因此，为了降低医疗风险、降低医疗事故的发生率、保障患者的生命安全，医院精细化管理应落实到环节管理之中。

3. 中医医院精细化管理是一种目标性管理

精细化管理是一种目标管理，其远景是将医院打造成让患者放心、满意的现代化医院。远景目标不是一朝一夕之间能实现的，因此，管理者要有持续管理的心态，并积极落实。

一是要凝聚人心，传承和发扬医院优良的文化精神；二是要加强人才队伍建设，做好学科带头人、中青年骨干人才的培养，建立高水平和更广泛的专家库；三是要定编定岗建立科学的职称晋升制度；四是要加强学科建设，开展新技术，提升核心竞争力和技术水平，以教学促进医教相长；五是要进一步建立急、危重症患者的生命体征监测机制，确保医疗安全，加强医疗纠纷早期干预介入，防患于未然，不断改善医疗服务质量和水平；六是要推动医院现代化管理，提高成本绩效和医疗品质，做到节约、高效、环保、可持续发展；七是要继续推动医院信息化建设，为现代化管理和打造智慧型医院奠定基础；八是要适应经济发展和医疗市场发展的需要，积极拓展预防、医疗、康复、保健等服务项目和开发新的医疗市场。

4. 中医医院的精细化管理是一个持续性的过程

在现代，对中医医院的管理，要找到适合自身发展的管理模式，之后根据自身特点进行细节优化，不断改进。每个医生、护士都需要通过不断学习、吸取经验，来积极应对病情变化，掌握医患沟通的技巧，并不断做出适当的调整和反馈。精细化体现在管理中就是要求无论是小到具体病情，大到群体性事件，都要严格规范，做出准确判断，提高工作效率。

精细化管理的持续性过程如图 13 所示。

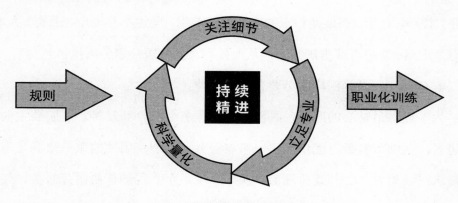

图 13 精细化管理的持续性

二、中医医院精细化管理的要素（图 14）

1. 人性化，就是坚持以患者为中心

坚持以患者为中心，可以体现出"以人为本"的管理理念，这不仅是对传统医疗服务模式的挑战，同时也是卫生工作改革的重要方面。以患者为中心可以让患者感觉到医务人员真的在为自己服务，他们的想法是真诚且迫切的，他们在全心全意地帮助自己解决疾病和痛苦。中医医院的精细化服务是为患者建立的个性化中医医疗服务。

2. 优质化，就是坚持医疗服务品质要优良

医疗服务品质是医院全部工作所取得的医疗效果（高、低、优、劣）的

集中表现，它是医疗机构工作质量的核心。医院服务质量是一项系统工程，涉及医院工作的方方面面。细心细致的医疗服务品质可以给医院树立一个好的形象，高质量的医疗服务使患者对医院更友好、更亲密、更具吸引力。

3. 增值化，就是要用超值的服务赢得价值

精细化服务不仅仅指工作细心，同时也是用最细心的关照，极度耐心地向患者提供最满意服务，也就是在原始工作的基础上给予多倍的关怀与呵护，提供增值服务。精细化服务可以从具体的服务过程、范围、内容、方法、手段、程序、技巧、费用、态度及相应的服务细节着手，坚定不移地走"求真、人本、温馨"之路，让患者获得满足感，从而提升医院的医疗服务质量。

4. 创新化，就是医疗服务要有创新精神

为了提供最贴心的服务，医院的医疗服务要有创新精神。医院要主动关心患者，从细节着眼，优化流程、拓展服务，创造实用性的服务来满足患者的需求，让患者享受到覆盖院前、院中、院后全病程的优质医疗服务，使医疗服务更加方便、更加完善，让患者更加满意，提升患者的获得感和幸福感。

5. 灵活化，就是医疗服务方式要灵活多变

为了达到最佳的医疗服务品质，医院的医疗服务方式要灵活多变。医务工作者可以根据不同患者的不同需求对症下药，针对性地进行诊断和服务，以更加灵活的方式给予患者最优质的服务，以达到服务最优化。

严格的医疗服务操作标准是最重要的条件之一。医院工作人员必须严格遵守这一限制，为医院的集约化发展创造重要条件。在实践中必须做好标准化工作。

6. 分析、规划精细化

分析、规划精细化是对医院战略制定提出的要求。规划精细化改进首先要求医院制定科学的发展目标。短期目标应充分考虑员工的工作绩效和医院

政策，从而提高员工的工作积极性和医院护理的效率。中长期目标要加强与地方政府的联系，把国家政策和区域发展规划结合起来。在明确目标的基础上，更详细地要求医院制定具体的战略规划，科学管理医院的各项活动，确保医院实现科学进步的目标。所以，医院管理层要运用精细化的分析将管理目标中的问题从多个角度去展现并从多个层次去跟踪，研究提高发展动力的方法。医院管理层还要结合医院发展规模、重点技术、管理模式和实现方式制定中长期目标，从合理、规范、可行和可检查等层面去制订实施计划。

7. 控制的精细化

改进控制要求严格的过程管理和科学控制。在医院规划的过程中，要考虑政府的政策和医院的客观实际，制定科学的规划；在实施过程中，医院和事业单位要加强对医疗服务的监督，在规范的活动框架内提供优质的医疗服务；在检查过程中，各医院要加强检查机制的运行控制，客观评价人员的工作和服务，为人员提供良好的工作氛围；在反馈过程中，医院应加强工作监控，科学利用患者的医疗反馈，实现医院良性循环发展。从整个控制过程来看，更细致的把控可以控制医院发展的全过程，克服操作系统的问题，加强对医院管理的控制。

8. 财务的精细化

改善财务状况是医院管理财务报告的必要条件。在医院集约化发展过程中，改善财务状况是科学管理的重要保证。首先，良好的财务会计为制定科学的医院发展规划奠定了重要基础。其次，良好的会计核算是保证医院财务安全、维护医院运营的重要手段。最后，医院管理中的财务改进可以成为改进医院管理方法和发展的重要工具，尤其是成本效益数据。成本数据可以使医院改进管理方法，实现节约成本的重要目标。绩效数据将帮助管理者发现医院发展中的缺陷和不足，使其能够及时调整战略，实现集约化发展。

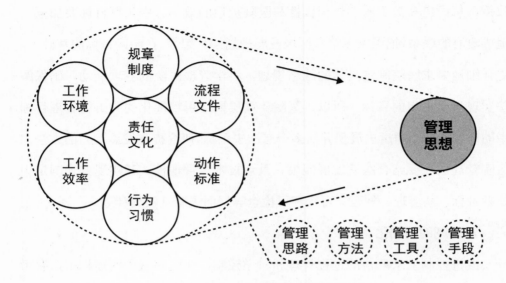

图 14 中医医院精细化管理的要素示意

三、中医医院精细化管理的对策

中医医院管理的效果，是靠医院整体质量的提高来实现的，而要提高整体质量就必须加强精细化管理。在具体实施精细化管理的过程中，要做到"四精"与"四细"。

（一）四精

一精——医院文化要精细。良好的医院文化能够让全体医务人员拥有共同的信念、思想与追求，因此在管理中，必须创建良好的医院文化。诸如，培养医务人员对每一件事都做精、做细、做好的习惯；帮助员工工作上有所精进，又使其在繁杂的事务中感受医院的温暖；为贫困患者减免医疗费用；组织开展各种形式的义诊等。

二精——管理要精益求精。对于管理者来说，既要有市场敏锐性，又要有高超的内部管理协调能力。因此，作为管理者，需要不断学习，提升自己的管理能力。医院可以举办各种管理讲座，加大对中层管理者的知识培训力度；还可以组织中层干部到先进单位考察学习，理论联系实际，从而提高中层干部的管理水平。

三精——制度要精确且适用。从传统管理向制度化管理的转变是实施更完善管理的基本要求之一。在开发该系统之前，我们首先要分析当前系统的不足，收集患者和医务人员的意见，然后根据医院的实际情况设计该系统，机构、职责、业务和服务都经过精心设计后分配给每位员工。例如，电话跟踪过程必须包含关于如何发现、记录和解决问题的详细信息，提高跟踪过程的效率。此外，可制定适当的跟踪系统和表格，如"个人控制方法""扩展服务系统统计表"等，以及每日跟踪报告、跟踪反馈表等，实现管理内容制度化、标准化。

四精——财务要精细。对中医医院来说，适当的财务管理是医院的中心权力。必须建立和严格监督新的金融体系。例如，我们可以根据临床方法、工作效率和效果，建立一些符合医院实际情况的奖励和分配制度。根据所做出的研究和贡献，让那些真正付出了的人得到回报。负责好财务管理，落实本部门的财务责任制，防止虚假报表等形式的滥用、拦截等。

（二）四细

1. 细分科室

很多患者反映，不了解科室信息，挂号的时候不知所措，没有人引导，总耽误事。针对这一现象，医院应该细分科室，根据不同疾病标清对应就诊的科室，使患者就医时一目了然，提高就诊效率。

2. 细分疾病

疾病的种类有很多，细化到每个类目更是数不胜数。另外，还有许多病症近似而治疗方法却大不相同的疾病。病症不是商品，一旦诊断错误，带来的不只是经济损失，而是生命危害，随之而来的将会是不断的医患纠纷。因此对于医疗方面来说，尤其是中医，医生的诊断一定要做到准确无误，对症下药，避免出现误诊情况，降低医疗事故发生概率，要对患者及其家属最大限度负责。

3. 细分责任

在发生纠纷时，同样也需要细化负责环节，进行精细化管理。无论是科室与科室、医生与医生、医生与护理、医和药之间，都要明确责任关系，落实到个人，积极查找原因并解决问题，之后再进行自我反省，提高自身服务意识，养成严谨的工作行为习惯，避免此类行为再次发生。

4. 细分绩效

好的制度和标准，赢在执行力，而绩效考核是衡量执行效果的最好标准。因此，要根据不同的科室制定不同的考核办法，具体情况具体分析，适合的才是最好的。我们可以将绩效考核具体化，比如说服务质量、劳动纪律、医疗安全、临床带教等实行百分制考核，将理论与实践加以结合。对于每项绩效的考核，要注重其质量，做到全面、公正、公开，客观进行评价、分析，给予个人更多晋升机会和发展空间，促进人员上进，提高工作积极性。

根据上述精细化管理的核心理念，推导出医院精细化管理的基本模型，即从关注细节开始，通过对管理指标的科学量化，以指标优化为目的，实施持续改进的措施，实现管理的效果，如图 15 所示。

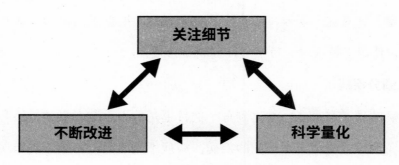

图 15　医院精细化管理模型

四、精细化管理要求医院管理方式全新转变

1. 医院管理向内涵式转变

精细化管理其中一方面是要求医院将自身发展方向从外延式转向内涵式发展，重视完善内部效益结构。当整个医疗市场趋于饱和之后，医院的发展、医院间竞争的重点也必然要由规模扩张型、外延发展型（以患者数、床位、设备等外延扩张作为发展的模式）转向内部潜力的挖掘。

如何进行内部潜力的挖掘呢？就是要倡导精细化管理，使医院内部的有限资源发挥出最大的效益，实现从数量追求到质量追求，从提升设备、资金、规模等硬件到提升技术、管理、人才、创新和文化等软件方面的全面转变，加强人力资源的投资和开发，建立适应市场竞争的学习型组织，走内涵型发展的道路。

2. 医院管理向集约型转变

集约型管理的基本特征是依靠提高生产要素的质量和利用效率来实现经济增长。这种方式的资源消耗较低，成本较低，产品质量能不断提高，经济效益较高。而粗放式管理并不适用于长期的管理方式，其持久性不强，政策改革不稳定，遇风险危机时解决能力不足。粗放式管理很不利于医院的长期发展。

精细化管理使得现代化医院改变了原有的管理模式，从粗放型管理向集约化管理转变。医院精细化管理工作是一种最大限度降低管理成本、提升服务质量、提高管理效率的管理模式。它运用程序化、标准化和数据化手段，能够最大限度优化流程、减少浪费、提高效率、节约成本，真正体现以患者为中心的服务理念。

3. 医院管理向科学型转变

科学管理强调数据的重要性和准确性，强调通过标准化、量化提高医院

管理准确性的目标。科研管理从经验管理到科学管理、学习管理和分析管理，既是适应时代要求的必然变化，也是精细化管理的必要条件。

医院要想实现精细化管理，提高管理水平，就需要从经验管理转向科学管理，通过运用编程、标准化和数据化采集程序，确保组织管理层之间的准确性、效率性、互动性和连续性，全面分析医院状况，准确捕获和存储数据。数据是作为科学决策的基础，为我们提供了分析和解决问题的能力。

4. 医院管理向战略型转变

如果说近二十年，医院更多的是靠发展自身得到了增长，那么，随着医疗卫生行业改革的进行，行业间的竞争日趋激烈，医院不得不重视自身内部的细节化管理，以谋得更好的生存发展空间。

面对当今医疗市场，医院管理必须转变观念，努力通过战略整合，实现医院的可持续发展。如果说，过去我们的发展是靠"满足患者需求"，强调的是规模、设备、人员数量的发展，那么，现在倡导的则是"引导患者需求"，强调的是战略制胜。在有限的资源中，只有具备战略的眼光、独特的文化、科学的管理、独具特色的技术、温馨周到的服务及合理的价格，才能在激烈的市场竞争中抢占先机。没有战略，没有规划，注定要被淘汰。

5. 医院管理向个性化转变

未来的竞争是细节的竞争，只有细节的成功才会实现整体的成功。细节的价值在于它的创造性、独特性和不可替代性。细节影响质量，细节反映品味，同时细节也反映差异，正如老话"细节决定成败"。更甚，细节往往反映了医院的专业水平，凸显了医院的内在品质，提升了医院的形象，称之为"另一边的斗争"。加强管理已成为医院竞争的重要形式之一，良好的管理已成为医院未来竞争成败的关键。

五、中医医院实施精细化管理的保障措施

（一）保障措施

中医医院要以精细化管理为重点，提高科学管理水平，努力做到各项工作制度化、规范化、标准化和数据化；创新管理模式，积极探索包括门诊与病房、医疗与后勤、临床与科教、内涵与外延的"四位一体"管理模式。为此，需要具备以下保障措施。

1. 理念保障

任何一个组织要想实现自己的目标，必须建立一套以目标为导向、以制度为保证、以文化为灵魂的组织系统。而要建立一个高效的、运行良好的系统，首先就要有一个好的理念。理念优先于制度，制度重于技术。

理念相当于给一个组织系统安上了风向标。如果方向错了，那么组织系统的输出导向就是错误的，就会造成资源的巨大浪费。相反，如果一个组织有了正确的理念，但没有一套相应的制度去保障这种理念的实现，就会使理念与系统脱节，最终损害这一系统。

具体到医院实施精细化管理的实践中也是一样，理念是行动的先导，医院理念在很大程度上决定着医院的行为模式。随着医疗体制的改革，要求医院不断与时俱进，转变以前粗放式的管理理念和方法，只有自觉把思想认识转变到全心全意为患者服务的理念中，引入精细化管理理念，才能实现医院管理目标的高效化。

2. 组织保障

为扎实推进医院精细化管理工作的开展，还需要成立专门的实施精细化管理的职能部门，负责指导、推进、协调、监督各部门精细化管理工作的开展。该职能部门也可根据工作需要，下设几个工作小组。对于较为高端复杂的疑难问题，可以请求外部支援，针对性地解决高难度问题，以本部负责人为主体，

实施主辅一体的精细化管理。

3. 政策保障

精细化管理要求有一个良好的政策制定与落实的政策环境，这个环境需要医院与各部门、职工来共同努力创造和维护。推行医院的精细化管理，要改变职工不赞同、不认同、反对等观念。医院的发展是医院行政主体与员工共同发展的结果，这是一个双线共同发展的过程，行政部门的变革仅是其中的一方面；另一方面，更需要广大员工的自身提高，以及积极参与、配合。所以，要切实提高医院的效能，医院的每一个员工都应该树立起精细化的理念，加强节约意识、责任意识的培养。

4. 机制保障

机制制度是技术发挥其作用的保证。没有正确的运营制度，技术有时会成为工作效率和经营效益的障碍。而且一个良好的制度，能够鼓励人们进行科学与技术的创新；相反，一个不良的制度会阻碍人们创新的积极性。所以，一个组织系统内部有着怎样的作为，制度有着特殊的重要性，对于实施医院的精细化管理也是这样。

第一步，医院需要建立健全的精细化管理机制，并进行不断完善。在精细化实施过程中要及时进行探讨和反思，保留适用部分，摒弃或改善无用之处。针对管理过程中出现的问题具体分析，对症下药。将各部门实施情况进行评估，并给予对应奖惩，以激励其更好地进行精细化管理。

第二步，要在各部门扎实推进实施，不可流于形式。医院要奖优罚劣，奖勤罚懒，建立长效机制。建立一套系统的、比较完备的奖惩机制，无非要发挥两种作用：一是激励作用；二是制约作用。这种奖惩机制要符合实际、比较公平，应该具有相对的稳定性，形成长效机制。

中医医院精细化管理具体该如何做呢？ 推广流程如图 16 所示。

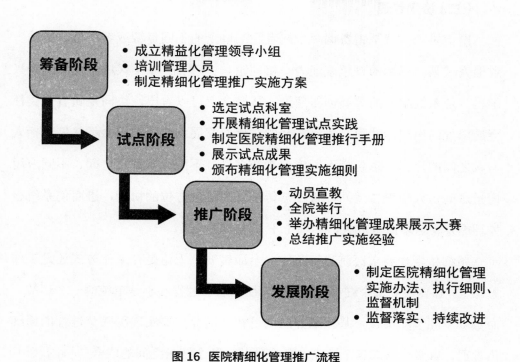

图 16 医院精细化管理推广流程

具体到每个职能部门、临床科室,可以按下面的流程(图 17)开展工作。

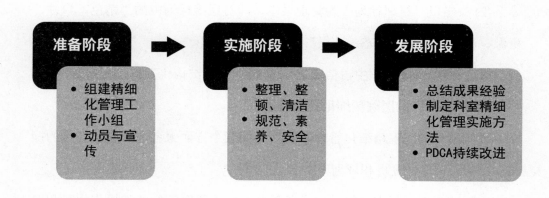

图 17 科室精细化管理实施流程

（二）协同管理

所谓协同，就是指协调两个或者两个以上的不同资源或者个体，协同一致地完成某一目标的过程或能力。协同论是 20 世纪 70 年代以来发展的新兴学科，是系统学科的重要创新理论。从概念上可以看出，协同是随着人类社会的出现而出现，并随着人类社会的进步而发展。协同的概念不仅仅包括人与人之间的协作，也包括不同应用系统之间、不同数据资源之间、不同应用情景之间、人与设备之间、科技与传统之间等全方位的协同，进而使系统整体功能发生倍增或者放大，实现 1 ＋ 1 ＞ 2 的效果。

精细化管理要求医院贯彻落实，全面转变，无论是在工作方式还是工作思想上，都要做到每个细节的精细化。往往这个过程并不是单纯的一个环节，而是多个环节相衔接，甚至是并联的过程。因此，要实现医院全过程的精细化管理，就必须考虑各个节点、各个环节、各个链条之间的联合与协同。

1. "协同"在医院管理中的特征

(1) 强调以"人"为中心，即以"人"为根本的元素和出发点来设计和构造应用。

(2) 突出以"组织行为"为管理根本，即对组织行为中的"角色、事件、资源、流程、规则、状态、结果"等要素进行管理。

(3) 明确以管理组织中占信息总量 80% 的"非结构化"信息为重点。

2. "协同"的医院精细化管理模式

"协同"的医院精细化管理模式主要从五个方面来考虑，即精细化的操作、控制、核算、分析和规划。

在医疗工作过程中，每一位员工都要严格按照医疗行业的操作规范和要求来完成每一项工作，减少偏差与偏离度，让医院的各种医疗行为更加规范化、标准化，这也是保障医疗质量和医疗安全的基本要求。在这个基础上，要对这些规范的操作和执行进行精细化的控制。医院对于内部的管理，要严格按照行业操作规范进行管控，避免出现操作失误，规范好每一步医疗工作，提高员工服务意识。

但是，要维持好一个医院的良好运营状态，就必须要有精细核算的重要手段，这也是医院运营过程中反映成本的一个必要过程。精细化核算不仅能够及时查找出医院管理过程中的漏洞和缺点，对于医院的减支节流也有所帮助；而另一方面还有利于医院及时调整发展规划和战略，保障医院长期稳定发展。

精细化分析是一个医院取得核心竞争力的有力手段，是进行精细化规划的依据和前提。精细化分析主要是通过现代化的手段，将医院管理目标中的问题从多个角度、多个层次去展现和跟踪。同时，通过精细化的分析，可以研究提高医院发展动力的方法。建立在分析之上，就可以进行更高层次的精细化规划。规划是医院管理者推动医院发展的一个基本任务，包括根据区域发展情况制定的中远期目标和进一步细化制定的具体实施计划。医院的精细化规划是指医院所制定的目标和计划都是科学合理、有规范、有依据、可操作和可检查的。

总的来说，精细化管理是一项长期的系统工程，需要长期进行，需要结合三个要素：第一，要把医院的管理特点与医院人员的素质结合起来；第二，必须与医院文化相联系；第三，必须结合日常工作。

在医院精细化实施过程中，我们必须走科学管理之路，注重思想教育、实践和激励，实现决策的数字化。只有符合医院实际情况及特色的管理制度，才是真正的好制度，才能充分发挥自身效用，不断发展并最终取得成效，实现医院和社会的双重目标。

第五章

中医医院学科建设精细化管理

第一节 中医医院学科建设精细化管理的意义

学科建设是医院建设不可或缺的一部分，要促进医院医疗、教学、科研工作高水平、高层次发展，学科建设就是其中一种重要途径。要实现医院跨越式发展，医院管理者就应该从医院整体发展需要出发，把握先机、审时度势，确立发展任务，全面加强学科建设，促进人才队伍培养，加强学科水平与科研创新能力，引领学科发展，强化组织管理，从点到面促进医院发展。

精细化管理的思想、作风、态度应贯彻到医院的所有学科建设过程中，是一个贯穿整个医院学科建设的管理模式。精细化管理不仅可以进一步降低医院的管理成本，还能让学科管理者及时发现学科管理中的漏洞和弱点，以及学科运营的状况与优劣，从而及时调整发展规划和战略。随着医疗市场的竞争日剧激烈，医院学科建设实施精细化管理，对于学科的长期发展起着至关重要的作用。

一、学科建设实施精细管理的必要性

学科建设精细化管理是一种对战略目标细化、分解并落实的管理，可以将管理工作做精、做细；也是一种过程化管理，它建立在常规管理基础之上，使常规管理更加深入；还是把精细化管理的思想、作风贯彻到学科工作的各个环节的一种管理模式。当前形势下，中医医院以学科建设为核心，全面实施精细化管理是必要手段。

学科方向建设、学科条件建设、学科队伍建设、学科文化建设、科学研究建设和学科学术交流等是中医医院学科建设的主要内容。实施精细化管理可以有效地把管理的触角深入每一项学科建设的指标细节中，然后对指标进行分析、简化、改进、整合和优化。实施精细化管理可以有效地把学科建设的任务细化至每一位学科带头人、后备学科带头人、学科骨干和行政管理人员，实行岗位责任制，做到各项指标建设任务都有相应的规章制度，各执其责。实施精细化管理还可以有效地加快学科建设的速度，从而以良好的态势，健康有序地发展中医医院各项工作。

二、以学科为核心，构建精细化管理体系的主要途径

1. 精细把握关键指标

学科建设是医院建设之根本，要促进医院医疗、教学、科研工作高水平、高层次发展，其重要手段是集中力量建设一批有着高质量、具有特色的优势学科。针对学科发展的规律以及医院的实际情况，精细把握学科建设的关键指标的主要内容包括以下八个方面。

(1) 凝练医院定位与特色。

(2) 组织建设高水平的学科队伍与合理的优秀团队。

(3) 高层次的人才培养。

(4) 高质量水平的科研与学术成果的转换。

(5) 强化科研平台、研究中心、重点实验室、人才培养基地建设。

(6) 强化国内外学术交流合作。

(7) 强化公共服务体系、科研设备、图书文献资料信息等建设。

(8) 完善的团队管理与服务体系等。

2. 人才队伍管理精细化

在学科建设系统的诸多要素中，学术人才队伍建设是其中最重要的一环，

是学科建设可持续发展的关键核心。因此,学科建设的重点是要有一支高学历、高职称、年龄结构优越的学术梯队。医院要坚持以医学的可持续发展、以"学科梯队建设"为中心,精细地制定"培养一流名家、临床教学与科研骨干"的任务规划;设立人才引进的资助计划;制定中青年人才继续教育的方案;公开聘请或柔性引进国内外一流的学科、学术带头人等。通过这些举动措施,充分调动医护工作人员的积极性,让学科建设做出显著成绩,增强学科的可持续发展能力。

3. 人才培养精细化

人才培养作为一项基础工程、系统工程,是实现医院跨越式发展的重要保障。在人才培养的过程中应该运用精细化管理理念,从方法、途径、机制等细节方面入手,以高标准、精益求精的方法培养人才,建立并完善人才培养的长效机制。

人才培养的内容主要是各学科重点培养了哪些出类拔萃的硕士、博士;在社会上的声誉如何;省部级以上科研成果奖的获奖情况如何;队伍发表了多少论文、出版了多少专著、论文获奖情况如何;人才培养方案是否制定完整,等等。高层次创新人才的培养是提高学科建设水平关键,学科骨干不仅仅是学科建设的人才成果,同时也是学科建设的生力军。因此,医院要实现一流人才培养、建设一流学科的目标,就必须重视人才培养工作,努力精细做好人才培养工作。

4. 科研项目精细化

医学基础研究和临床研究是中医医院学科的发展基础。医院应精细有序做好科研项目规划,引导科研方向,支撑学科发展,具体应做好五个方面。

(1) 规划以学科发展的主次顺序来实现,以理论研究突破和临床创新为目标的科研项目。

(2) 规划以研究国家与地方医疗发展的重大理论和改革问题为目标的宏观战略发展研究项目。

(3) 规划以推动医疗产业进步、取得突出社会效益与经济效益为目标的科研创作成果转化项目。

(4) 规划以促进重点学科建设为目标的高水平科研项目。

(5) 规划以获得重大医疗科技创新成果为目标的关键技术攻关项目。

与此同时，还应该强化、细化科研项目，锻炼队伍协作能力、联合攻关重点难题、提高科研水平、物化科研创作成果、增强实力。

5. 对外交流模式精细化

开放式的学科才是一流学科的基础，其运行机制、科研活动、带教模式应该具有开放性、国际性。学科建设中，要从广度和深度出发，重点加强与国内外同行的合作交流，进一步精细谋划，提高学科的开放性。合作和学术交流的形式、途径应具有多样性，如积极举办或参加国际国内的重要学术会议；积极承担或参与国内外交流合作项目，获得实质性成果；积极到国内外重要学术活动中讲学；积极邀请国际顶级的学科专家来医院访问、指导、讲学等。特别是在我国"一带一路"的发展倡议中，在更广泛、更深入的国内外合作和学术交流中获取信息，扩大影响，充分发挥医疗行业的领头作用，承担起时代的重任。

6. 学科基础平台建设精细化

目前中医医院的学科基础平台主要包括两个。

(1) 硬件建设：支撑人才培养的地厅级、省部级以上实验室、科研基地、研究中心、学术信息交流共享平台、图书文献资料等。

(2) 软件建设：与学科基础平台相匹配的团队建设，尤其是实验室的软件建设方面，要培养和引进高层次人才，造就一支技术水平高、创新能力强、作风严谨、团结协作的实验技术队伍。

进行针对性强的学科基础平台精细管理是学科建设的技术支撑，也是科技创新和人才培养中创造更好的物质保障的关键。

7. 管理体制精细化

由于现行学科建设并不一定能与传统的医院管理体制相匹配，构建一套精细的学科建设管理机制就显得尤为重要。

(1) 建立责任制。明确建立医院、二级学科以及学科负责人相应的责任：①医院应设立学科建设领导小组，有决策与考核评估的责任；②二级学科应确立学科牵头单位，同时明确其他相关学科配合实施的责任；③学科带头人可以指定一名学科秘书来管理学科建设的日常工作，尤其是资料的收集、归纳与整理，学科带头人对其所领导的学科还应负有规划、建设、管理责任。

(2) 建立考核制度。医院对学科的考核应将重点放在人才队伍建设、团队成就以及学科建设进展上，而不是仅看个人的项目与成果。

(3) 建立阶梯建设体系。实现强优支重，以重带新、包容整合、互促共进为目的，以国家重点学科、省部级重点学科和院级重点学科为阶梯的建设体系。

(4) 建立合理的学科经费制度。学科经费的分配和管理应根据学科建设的轻重缓急，构建相应的合理制度。

(5) 建立具有针对性、持续性、可操作性的系列运行制度。医院各级管理者和广大学科成员应本着"学科兴院"的理念，在实践中探索和解决学科建设管理体制的矛盾。

8. 创新文化建设精细化

在医院基本具备发展的物质条件与有形资源之后，文化软实力的竞争将体现在医院和学科的更高、更深层次上的竞争。对于医院和学科来说，文化都是其灵魂所在。对于医院而言，学科文化作为医院文化的重要组成部分，应当精细营造。学科建设中的文化建设重点、学科的文化特征、团队成员建设学科进程中的共识应当包括：加强医德医风建设、严守学术道德操守、追求卓越、海纳百川、精诚协作，等等。医院要实现更好更强的发展，在医院的文化建设上就必须要加强创新。医院要拥有一流学科、一流人才、一流影响，做成一流事业，就必须要让优秀的价值理念、良好的文化生态、融洽的学科氛围成为医院核心竞争力的重要源泉。

医院的综合实力是以学科实力为代表，医院的发展也是以学科建设为推动力。医院要实现理想目标，无论是中医药传承、服务社会、科学研究还是人才培养，都离不开学科建设。要牢固树立以学科建设为核心的理念，构建医院精细化管理体系，深入实施精细化管理，向更高层面的目标化管理推进，提升医院的核心竞争力和综合实力，共同努力建设在全省、全国，甚至在国际上有影响的学科。

三、精细化管理在医院学科建设中的意义

1. 精细化管理有利于转变观念

2017 年国务院印发《关于建立现代医院管理制度的指导意见》提出，要推动各级各类医院管理规范化、精细化、科学化，建立权责清晰、管理科学、治理完善、运行高效、监督有力的现代医院管理制度。精细化管理作为具有先进性的管理方式，在医院可持续发展中有着至关重要的作用，并且在医院的管理中被越来越广泛地应用。

精细化是一种意识、一种观念、一种文化。精细化可以培养个人的工作风格，使其严谨扎实；可以培养人的深层次文化，使其内在气质与工作习惯得到提高。如果把医院比作"人"一样的系统，医院领导层则是这个"人"的"大脑"，中层管理则是"躯干"，工作人员则是"肢体"，只有共同协

作，这个"人"才能够行动自如。一家医院，如果每一个人都能合理地定位，能认识到自己所处的位置，履行好自己相应的职责，发挥好自己的专长，才能游刃有余地投入到工作中，医院的发展才会渐入佳境。

2. 精细化管理有利于明确学科发展的方向和目标

中医医院学科建设是一项长期且复杂的系统工程，学科发展的目标要长短期相结合地制定。学科带头人的能力和对本学科发展方向的认识水平往往决定了学科水平。过去，一些医院管理层在制定学科的发展目标时，往往不能明确发展目标，也缺乏科学合理的论证，最后导致原本就有限的资源不能够被充分地利用，发挥不了应有的作用，造成不必要的资源浪费。而现在先进的精细化管理要求各层面的目标明确并量化，且各级部门的目标、方向要保持一致，细化到人，以分解消化的方式降低难度，达到全员参与协作，更有利于学科发展。

3. 精细化管理有利于提高执行力

医院职能部门在医院学科建设过程中主要起到监督指导的作用，职能部门不仅制定了各项规定，还需要负责规定的监督与执行。职能部门也是精细化管理各项措施的执行者，精细化管理中强调沟通协调、明确责任分工，重点学科建设尤其需要医院投入大量资金来扶持人力、设备等的引进和更新，都需要职能部门来执行。相较于注重结果的考核，精细化管理更注重环节的管理，要提高管理部门的执行力应定期考核职能部门的执行情况。

4. 精细化管理有利于加强对重点学科的知识和信息管理

在当今时代，知识经济和信息正在飞速发展，医院学科建设是在高知识、高信息集成的医学前沿领域进行探索的。现代医院重点学科管理的重要内容就是在知识和信息量浩瀚如海的领域中，对重点学科的知识和信息进行精细化管理，精益求精，提高使用率、实用率和有效率。与此同时，建立学科的专家人才资料库、知识信息资料库，也是医院学科建设和信息管理的重点。重点学科的精细化和信息化管理鼓励学科间的交叉和融合，要求加强不同学科间的沟通和交流，从而带动提升医院的整体学科水平。

医院发展的龙头和核心是医院学科建设，医院学科建设是引领和推动医院医疗、教学和科研全面发展的基础。将精细化管理理念运用至医院学科建设中，从而使学科建设长期有效地和谐发展，是一条科学发展之路，值得我们探索前行。医院应该充分意识到学科建设的重要性，以精细化管理理念制定医院学科评价标准以及学科建设管理办法，确立学科建设的发展方向，对学科建设进行分层、分项管理和动态管理，促进学科建设的科学化、精细化，有效调整现有的管理机制，明确学科建设在医院发展中的主体地位，拓宽新思路，使学科建设进一步加强。

四、中医医院学科建设的发展理念

中医医院学科建设的行动指南共有五大发展理念，要自觉用新理念统领医院学科建设：中医医院学科建设的第一动力是创新；中医医院学科建设的内在要求是协调；中医医院学科建设的必要条件是绿色；中医医院学科建设的必由之路是开放；中医医院学科建设的本质要求是共享（图18）。

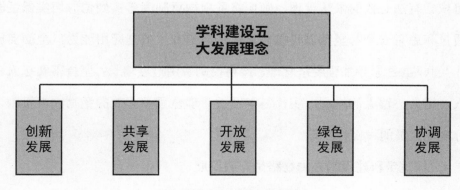

图18　学科建设五大发展理念

1. 医院学科建设的第一动力是创新发展

党的十八届五中全会指出，"必须把创新摆在国家发展全局的核心位置"，"抓创新就是抓发展，谋创新就是谋未来"。遵循学科建设的内在规律和发展原则才能实现创新发展。

2. 医院学科建设的内在要求是协调发展

处理好学科建设一系列重大关系的内在要求是要遵循协调发展。要协调社会效益与经济效益的关系，坚持公益性原则，在确保社会效益的前提下，争取经济效益与社会效益协调统一。要协调医疗、教学、科研工作的关系，以医疗保健工作的高标准要求教学科研水平整体提升。医院科研发展的方向不能脱离临床，培养优秀人才的教学也不能脱离临床，教学科研的主攻方向从临床疑难问题而来，教学科研的优秀人才、科研成果才能最终能解决临床疑难问题，促进医疗保健水平的提高。医疗、教学、科研工作之间应互相联系、协调发展。

3. 医院学科建设必要的条件是绿色发展

学科建设想要可持续发展，其必要条件就是绿色发展。坚持绿色医疗，即在学科管理中坚持管理科学化、集约化、精细化；坚持在医疗、教学、科研、管理和社会责任方面实施任期目标责任制、学科带头人负责制；坚持做到有法可依、有法必依的依法管理，确切将各项规章制度落实到位，切实保证医疗质量和患者安全；坚持以科技信息化带动提升大数据应用能力，全面实施医疗互联网＋；坚持加强经济管理，严格控制费用过度增长；坚持落实选人、育人、用人、留人的机制，实行科学绩效管理体系和有效的激励约束机制，充分激发人员的积极性。

4. 医院学科建设的必由之路是开放发展

对学科建设而言，其必由之路就是开放发展，即加强学科内外部的交流与合作。首先，学科带头人要了解本学科在国际上发展的动向与趋势，以开放性视角和国际化视野来创新与凝练课题，要成为"大师"级的学术型学科带头人。其次，学科带头人及其团队的主要骨干要从临床型向学术型转变，不仅是在临床上有所成就，更是将临床成果转化为学术成果，成为医师科学家。学科建设要以临床工作为主，以医、教、研三者为一体并重转变。最后，学科带头人要与国内外学术机构积极开展合作。一是走出去，积极派遣人员参加国际学术会议、出国进修学习，加强学科内部与外界的交流。二是引进来，除了积极引进国外最新的医疗技术和医疗设备之外，更要引进海内外的拔尖人才。最后，医院内部要进行"医药护技""医教研产"的资源整合，通过科技信息化构建整合型学科服务体系，坚持以人为本，以满足不同人群、不同层次对于健康服务需求的多样化。

5. 医院学科建设的本质要求是共享发展

每位职工的努力和奉献都促进了学科的发展，因此学科建设的本质要求也是共享发展。学科建设发展的重大问题坚持职工集体讨论决定，要坚持将关注焦点放在职工身上。医院应建立具有行业特点的人事激励机制和薪酬体系，让职工与学科共享发展的成果。学科建设应坚持公益性，坚持以人为本的服务理念，把维护人民群众的健康权益放在首要位置，强化医疗质量管理，简化就医流程，优化医疗环境，不断提升医疗水平，为患者提供安全、优质、高效的医疗服务。学科建设应树立正确的价值观，促进学科内外部的交流合作，以保证学科建设可持续发展的文化机制，促进学科学术发展。中医医院建立学习型学科建设团队，凝练学科文化，进一步树立高尚的人生观、价值观，共同学习提升，推进学科建设进一步发展，同时体现个人价值。

第二节 中医医院学科队伍建设精细化管理

医疗卫生是集知识密集、技术密集、人才密集于一体的行业，技术服务乃医疗服务的本质，科技发展创新支撑着其中的每一个环节。纵观世界医学发展史，每当有一个新知识产生、传播，一项新技术突破、应用，都强力地推动了医学的发展进程，这对于人民群众的益处也是显而易见的。不仅医院的发展离不开科技创新，医疗市场的竞争也同样依赖科技创新。而科技创新需要人才来实现，同时人才的发展也需要通过科技创新来证明。

在当今激烈的市场竞争中，中医医院若要求生存、谋发展，要满足广大人民群众对于医疗卫生行业持续发展的需求，做到社会效益和经济效益的共同提升，就必须在数量与质量上打造一批高素质的专业技术人才，使其成为一支能"打胜仗"的人才队伍。归根结底，医疗市场的竞争是人才的竞争。想要在竞争中拥有持续的发展动力和后劲，最大限度地发挥人才的效益，就要大力培养人才、合理运用人才、适时引进人才。

一、中医医院学科队伍建设现存主要问题

医院发展的根本是医学人才、医学队伍的发展。医院的现代化与科学发展依赖于医学人才与医学队伍。医院作为一个知识密集型单位，无疑能够聚拢大批的医院人才与医学队伍。

我们必须清醒地意识到，虽然学科队伍建设取得了喜人的成绩，但不得不说目前学科队伍建设的状况暂时还不能够完全适应现代医学的发展和需求。

站在人才队伍的角度来讲，我国虽然对学科队伍建设已经非常重视，但在学科建设的过程中，依然存在重物质、轻人才的现象，以及其他问题。

1. 高素质人才不足

推动学科建设和发展的主力军是高素质人才，决定学科质量和水平的关键性因素也是高素质人才。当今社会，国内高层次人才市场进一步开放，更加促进了优秀人才队伍的流动性，人才市场竞争加剧，导致有一定影响力的优秀学科带头人严重不足，尤其是在一些"热门"学科中，学术队伍的力量尤显薄弱，甚至难以支撑学科发展。许多医院往往采取从其他医院将人才招致麾下的策略来壮大自己的学科队伍，从而导致了各医院之间的人才竞争更加激烈。这种不合理、不正当的人才竞争结果使许多医院不仅难以引进人才，甚至难以留住人才，同时这种人才匮乏的状况也使得一些学术人才被外界所影响，日渐浮躁起来。

2. 学科队伍不稳定

随着人才大战的日益激烈，学科人才的无序流动也逐渐加剧，这就导致了学科队伍稳定性变差。其最突出的表现是学科人才的流失，尤其是学科拔尖人才。这些人才往往都是学科建设的领军人才，他们在医院的学科建设中都是学科带头人或学术带头人的角色。在一些中小型医院，学科人才流失严重以及学术人才引进困难，更加剧了学科队伍建设的不稳定性。医院之间无序的人才竞争是造成这种不稳定性的主要原因。医院的软环境建设、科学研究氛围、政策支持、待遇等问题也对学科队伍的稳定性有着重要影响。众所周知，有一个学科研究方向明确的、稳定的学术队伍是医院学科建设的根本需要，学科带头人更是这个队伍中核心的领军人物。一般来说，确定学科研究方向、建设学科基地，都需围绕学科带头人来规划和建设。学科带头人的确定决定了该学科的研究方向，一旦学科带头人流失，则必然会使整个学科的建设造成重大影响。因此，学科队伍的不稳定对医院的学科建设、学科发展有着严重的不良影响。

3. 学科之间壁垒森严，人才资源融合少

学科将系列科学或知识领域按照一定的规则划分，各个学科的发展虽然有其独立的一面，但同时也相互依存、相互交叉、相互渗透，并非彼此孤立。但目前，我国许多医院学科划分过细，学科资源管理过于刚性化，仍然采取传统的刚性管理制度来管理学科，使得学科被"条块"分割。这就导致了各学科之间壁垒森严，资源在各学科之间不能得到充分的共享，学术人才不能在各学科之间顺畅地流动。人才相互封锁现象依然普遍存在，使学科建设得不到新的突破，学科建设的进程被严重影响，从而影响了医院的综合实力。

4. 学科队伍年龄结构不合理

大多数中医医院不够重视人事部门管理职能的科学定位和人力资源开发。人力资源管理工作的制度性、规范性和科学性也相对缺乏，没有合理的人才队伍配制。多数中医医院的专业技术职务晋升、绩效考核、工资制度都是以行政机关、事业单位为标准的，然而这种传统套路使得中医人才的工作积极性和创造性没有被充分调动。另外，在学科队伍建设的过程中，其主要成员更集中于学科领域比较资深的教授和副教授，这就意味着学科队伍更趋于老龄化。对于青年人才的培养和吸纳不够重视，认为新引进的学科成员经验不足，不具备研究能力，使许多中医医院学科队伍中的青年比例下降，学科队伍的年龄结构不合理，学科发展的后劲不足。

5. 学科团队凝聚力不足

医院改革与发展的中心议题是学科梯队建设。建设一支梯队合理、积极性高、有创造力的人才队伍，要保证学科内部的凝聚力，要注重人才队伍团队意识的培养，让队伍中成员都意识到自己作为团队的一分子，自身的发展

影响到整个学科的发展，使人才队伍在学科建设中有意识地形成梯队。

在当今中医医院的学科建设中，各自为政的现象在学科组成员当中普遍存在，成员过于重视个人的发展，而忽略团队发展，甚至脱离团队，没有共同发展的意识。但学科建设需要每个人都把自己融入团队建设当中，以团队建设为己任，才能将每个人的作用最大化。

二、中医医院学科队伍建设精细化管理改进对策

团队建设、人才培养是一项医院发展建设与学科建设的基础工程、系统工程，将精细化管理的理念运用至其中，以精细的方法、途径、机制进行人才培养，高标准、精益求精地建立和完善队伍建设的长效机制，是实现医院新一轮跨越式发展的重要保障。

中医医院一般以两种方式来进行医学人才、医学队伍的培养与发展：一是自我培养；二是对外引进。自我培养是医院对自己的医学人才（队伍）建立一个培养计划，突出其渐进性、适宜性、应用性、成长性等。作为医院人才（队伍）工作的根本，需要以精细化的理念来研究设计，并认真对待、贯彻实施。而对外引进则要突出其创新性、互补性、交叉性、现实性等，是医院医学人才（队伍）自我培养工作的结合与补充。二者虽有不同，但缺一不可。

在学科队伍建设的过程中，医院应将重点置于人才环境建设、人才培养与人才引进上。

（一）人才环境建设应强化以人为本、人才强院理念

人才环境建设需要医院进一步强化以人为本、人才强院的理念，营造尊重科学、尊重人才的良好氛围。建立的工作机制需要适合人才成长，做到以人才保证谋划发展，以人才需求制定规划，以人才导向研究政策，以人才措施部署工作，以能力和业绩为导向。

（二）加强基础设施建设培养人才

人才培养需要医院对基础设施建设进一步加强，改善工作条件，以便工作平台能够最大化地让人才施展才华，为优秀人才创造一个良好的发展空间，工作中鼓励、支持、帮助人才干好事业，实现以事业与发展吸引人才、凝聚人才。

（三）制定导向性、倾斜性政策引进人才

在人才引进上医院应制定具有导向性、倾斜性的政策，提高优秀人才的各项待遇，保证与优秀人才贡献基本相符的工资收入、住房条件，使优秀人才能够不受外在条件影响，专心工作。广纳贤才有助于医院的长远发展和竞争能力。在人才引进时相较于注重学历、职称外，医院要更注重人才的品德、能力和业绩，要敢于打破常规，而不是将重点放在人才的体制、身份、行政关系上，做到"不求所有，但求所在；不求所在，但求所用"；要做到引进人才与培育现有人才并举，而非侧重其中任何一方，避免出现人才流失的现象；要注重发挥老专家、老教授的"传、帮、带"作用；要大胆选拔、精细培养和合理使用优秀的中青年人才，建设一批基础扎实、技术精湛、思路活跃、勇于创新的中青年骨干队伍。

（四）形成学科建设最佳优势

打破原有各单科分裂发展的旧式运作框架，采用多学科合作诊疗中心化的管理方式，进一步融合和优化，动态形成医院特色和优势学科，使医院的相关学科发展起来，从而提升整体学科的建设、技术和人才医疗水平，以技术和人才支撑为医院的可持续发展提供基础保障。

（五）设立专项资金吸引人才、引进人才、留住人才

医院应设立专项资金以吸引人才，以优厚的待遇条件引进人才、留住人才。

1. 要重视现有人才的培养

绝大多数医院现有的技术骨干，是作为医院发展的中坚力量而被医院长期培养起来的。为了技术骨干的快速成才，医院应该在财力与物力方面增强投入：鼓励职工积极参加继续教育，取得硕士或博士学位，并在工资、福利与学费方面给予支持；为加速人才的院外培养积极创造条件；还可以在院内设立医疗小组，让年轻的技术骨干在医疗小组中与相关的学科带头人建立"教、帮、带"的关系，以提高他们的临床实践能力，促使他们快速地成长；同时也要鼓励技术骨干涉足前沿医学，多参与学术科研活动；引导人才有机地结合理论与实践，认真总结临床经验并撰写相关学术论文，积极申报课题，参加学术活动，请学术界的知名人士、专家教授进行讲座，促使年轻医师学习提高专业技能；营造良好的学术氛围，进而强化各个学科之间的学术交流。

2. 要营造良好环境，积极引进高层次人才

单是医院自身的培养，其效率与医疗技术的发展需要还相差甚远。医院必须抓住如今难得的机遇，在人才引进工作上做到积极主动，关注临床医学科研前沿、促进医院学科发展、提升医院的品牌形象；多方面渠道宣传医院文化、发展现状及远景规划，扩大医院的社会影响力，从而为医院吸引人才；通过多媒体、互联网发布医院招聘信息，将招聘范围扩大，以便人才可以第一时间获取信息。指导科研与临床方面可以聘请国内知名专家来担任医院的名誉主任或教授。这样医院才能够迅速全面提升技术实力和竞争力。

3. 要加强人才管理工作，促进人才发挥作用

除了人才培养与引进之外，合理地使用人才、管理人才也是人才队伍建设的重点之一。当下医院人才工作的重点课题是怎样充分发挥人才的作用。医院应该努力探索研究，制定相关的人才制度，采取相应的措施，将人才的

积极性和创造性充分调动起来，把人才队伍稳定下来。

4. 强化后备人才培养机制

医院要注意强化后备人才的培育以防止一些学科后继乏人的情况出现。首先，医院应积极与具有较高全国影响力的医院保持良好联系，并坚持做好对于来院工作人员的考核工作，把好人员质量关。其次，在培养人才工作中以三个坚持为重点：一是坚持用岗位培养人才，让各类人才都能够拥有施展才华的舞台，明确各自职责，给予一定压力，让他们在各自岗位上能够有所发展；二是坚持以导师培养人才，导师应做好"传、帮、带"工作；三是坚持以项目培养人才，医院可将重点科技项目交与人才承担，使人才能够通过科研平台发挥才干，用实践磨炼自我。

5. 为优秀人才的事业发展提供绿色通道

医院应该积极营造温馨和谐的工作氛围，用事业促进人才成长、留住人才，关怀人才的生活与工作，给予人才足够的尊重，对人才的劳动价值给予充分的肯定。还应以多种渠道聘请高水平的知名专家、教授到医院对人才进行技术指导和业务知识传授。做到"人尽其才、才尽其用、用当其时、人才辈出"，这样才能够有利于人才的健康成长、学科建设的顺利发展。

（六）围绕学科方向建设中医医院学科队伍

学科是人类在认识和研究活动中针对认识对象，将自己的知识划分出来的集合，是相对独立的知识体系，学科的基本特征是学术性，学科建设的基础是方向建设。中医医院学科一定有多个方向，不可能去建设所有的学科方向，所以学科建设中首先要确立、调整学科方向，并以学科研究方向为中心组织学术队伍。在选择、调整学科方向和组建学科队伍时要把握以下几点。

1. 围绕学科的优势设立研究方向、组织学术队伍

中医医院的学科建设如果没有充分分析自身的特点和优势，只是一味跟

风建设本身不具备优势的方向，可能在一定的时间内，从表面上看是与前沿接轨了，但由于没有自身优势，很快就会被淘汰。按照这样的思路方式发展学科是没有未来的。所以，在设立学科方向和组织学术队伍时，要在本学科的优势特色方面至少设立一个方向，并围绕该方向组织相关的学术骨干，否则学科队伍建设难以发展。

2. 围绕学科新的生长点组织学术队伍

学科生长点应具有时代性、灵活性和稳定性等特点。学科方向建设要走在社会建设和经济发展的前沿，要结合新的生长点组织学术骨干和学术队伍，学科建设才能焕发出生机和活力。因此，在进行中医医院学科队伍建设时，要打破各学科之间的壁垒，注重学科之间的交流与联合，按照学科自身的发展规律和学科具体情况，对学术人才资源进行统一的调整和规划，整合出结构合理的学科队伍，构建出合理的学科人才体系。

（七）引智工作优化学科队伍结构

所谓引智，就是引进海外专家及其智力，为学科发展和人才培养做贡献。近年来，引进海外智力的规模不断扩大，而且在引进人才的层次和类型上也有史无前例的发展。仅从形式上看，不仅瞄准高端人才的引进，而且还注重普通人才的交流，博士后事业随之得到发展；不仅注重单个教授和专家的引进，而且也在国家政府的支持下大力发展团队引进。目前世界知名专家学者频繁来访讲学，直面大师的机会越来越多。中医医院要想让引智工作健康发展，必须要将中医学科平台与引智工作结合起来，引智的出发点是要为发展中医学科服务；要把引智工作与创新教育联系起来，创新需要学科交叉，而来自不同医学体系背景的学者共聚在一起是最好的交叉活动；要把引智工作与培养本土学术大师联系起来，将国外医学领域著名教授请来对话，和著名教授共同研究、共同发表成果。中医医院学科队伍建设要适应现代医学和技术发展的趋势，通过引智工作大力优化学科队伍的结构。

三、中医医院学科队伍建设精细化管理中必须关注的问题

学科的竞争实质上是人才队伍的竞争，人才培养、队伍锻炼是学科发展的根本因素，重视人才培养才能形成学科的优势。

1. 注重使用与培养相结合

医学是一门实践性很强的学科。在临床医疗实践中，学科队伍里的各种人才不仅要具备扎实的理论基础，更要有丰富的临床经验和技术水平。如何更好地发挥每个人的专业特长，为患者做好服务，这是很关键的。所以一定要关注学科队伍中医学人才的个人成长与培养，考虑他们的专业个性与发展，尽早确定专业主攻方向，使医学人才能有更多的时间与精力去学习，吸取国际最新医学进展，尽早成为医学知识渊博、临床经验丰富、医德品德高尚、科研能力至上的医学大家。

2. 注重短期与长期相结合

目前"人力资源是第一资源"的理念尚未完全深入人心，论资排辈、论关系排位的观念仍然存在，医院虽然重视人才培养工作，但存在短期效益的思想，缺乏对医学人才成长规律、专业特点及发展方向的认识，缺乏对医学人才的职业规划。学科队伍、医学人才的短期进修或培训只能解决阶段性的问题。更重要的问题是学科成员要明确自身的主攻方向，有针对性地进行长期的系统学习与培训，才能做到学有所成，学有所用。

3. 注重引进与自身培养相结合

由于医学人才成长周期相对较长，医院普遍存在"拿来主义"的思想，主要想通过引进人才的途径达到优化学科人才队伍结构的短期效益。但是引进人才必须适应本土文化，而且还要重视引进人才与本土人才的融合，避免

发展不均衡。只靠引进、不重视自身学科后备力量的培养，很难从根本上解决学科发展问题，在某种程度上也会挫伤具有发展潜力的内部人才的积极性。因此，在积极引进人才的同时，一定要做好学科团队后备力量的培养，这样才能达到既造血又补血的目的。

4. 细化人才培养目标，激发人才工作活力

不同层次的学科人才在医疗活动、学科贡献中的临床技能、科研、创新程度等都是不同的。在细化培养对象后，要细化人才的目标定位，进一步细化培养目标，把握人才不同层次上的区别。一要按学历层次及所攻专业不同，采取分类指导、分层培训、分段培养等个性化培养举措；二要从临床技能、学科建设、教学水平、科研能力等方面进行科学量化，制定出具体和操作性强的考核细则；三要进行公开、公正、公平的评价；四要按不同岗位和技术层次的复杂程度和风险性大小，细分目标，明确考核和奖惩，让学科骨干人才和年轻人才自觉对照目标要求，将知识技能转化到工作中去，调动工作积极性和主动性；五要实行动态管理，做到细化目标、细分责任，做到有检查、有监督、有考核、有奖惩，增加透明度。

5. 注重学科的创新

在学科建设中，要增强对开展创新工作重要性的认识，着重提高自主创新的能力，开展科技创新、技术创新、人才创新、管理创新。而这一切都取决于人才。中医医院要把人才创新作为实施创新的前提，大力培养人才的创新意识，启发其敢于突破前人的认识，敢于质疑前人定论的创新思维，激发其创新热情；要建立相应的激励机制，营造积极向上、思维活跃、乐于接纳新生事物的创新环境，勇于创新，善于创新；在开展创新活动中，要从学科交叉、渗透、综合上寻求实现科技创新的突破口，打破以往的学科界限，充分重视学科交叉和跨学科选题；在研究方法、研究人员、学术思想上，要真正体现交叉、融合，借用其他学科的研究方法和技术手段，解决本学科的问题，用其他学科的新理论、新思想，共同设计和解决单一学科的理论基础和技术手段不能取得的理论性突破，达到学术理论之间的碰撞、互补和衔接，从而在多学科的融合中提出新问题，选出新方向，逐步提高学科整体的创新能力。

6. 注重学科带头人的选拔

学科带头人应在品德、品格、胸怀方面都有引领作用，同时，学科带头人内心要充满正能量，既能够把握学科发展方向，又能不断创新技术，在科研、学术、科室定位等方面起到引领作用。因此，学科带头人光技术强大还不够，还不能有私心，要培养出一批人才，形成学科内部的人才梯队，使每个人都在自己的跑道上奔跑，在自己所擅长的领域有所建树。

学科带头人的基本素养包括：专业素养、人格素养、创新素养、管理素养和战略素养（图 19）。

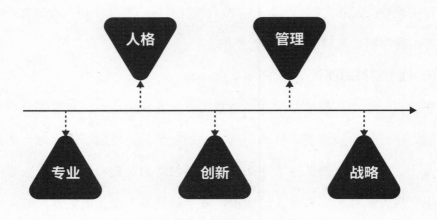

图 19　学科带头人的基本素养

专业素养、人格素养、创新素养、管理素养和战略素养的基本内涵分别如图 20、图 21、图 22、图 23、图 24 所示。

图 20 学科带头人的专业素养

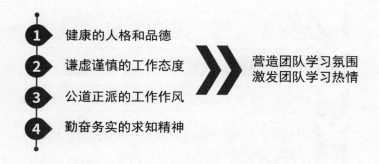

图 21 学科带头人的人格素养

1 追踪国内外医学前沿领域

2 挖掘自身潜力，填补空白

3 开展科研探索，实现研究成果临床化

4 自觉开拓思维，营造创新氛围

5 培养创新品质，激发敢于创新的勇气

6 革新管理理念，实现双重变革

图 22 学科带头人的创新素养

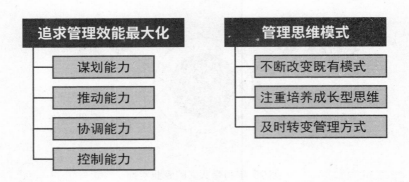

图 23 学科带头人的管理素养

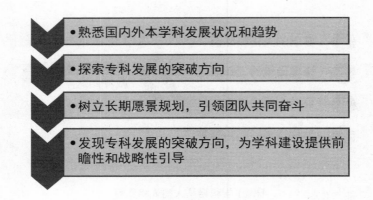

图 24 学科带头人的战略素养

同时，医院还要积极研究如何抓住关键人才、复合型人才，怎么样选拔和挖掘管理人才、服务型人才，医院还要为其制定学术生涯方向，让这些人才在自己的领域放光彩。

第三节 中医医院学科方向建设精细化管理

学科建设是以学科方向建设为内涵基础的，而学科方向建设的内涵又是以学科、学科建设内涵为基础建设的。因此，医院在学科方向建设上要坚持解放思想、实事求是、与时俱进的科学发展观，以"有所为，有所不为"为原则，方可取得学科建设的成功。只有抓住学科方向建设，才能纲举目张，统揽学科建设的大局。

一、中医医院学科方向建设过程中存在的主要问题

学科是以学科研究方向为龙头约束，并带动学科建设其他各项工作开展的，所以学科建设中的重要一环就是要明确研究方向。学科建设要以凝练学科方向、汇聚学术队伍、构筑学科基地为基本任务。医院要在分析和探索的基础上，通过凝聚和交叉、创新与突破，动态的整合与发展，逐渐使学科方向相对集中和稳定、学科结构更加优化、特色更加鲜明，形成领先的优势、强劲的学术冲击力、较大的发展空间和较强的学科整体实力。学科方向建设上的高屋建瓴对中医医院事业发展具有重大的战略意义。所以，我们要在充分论证调研的基础上确立学科发展方向，凝练医院整体学科发展方向。

近年来，医院的学科研究方向主要存在以下问题。

1. 学科研究方向存在"老、同、活、散"的问题

所谓"老"，是指研究方向不贴合本学科领域国际、国内研究现状或研究趋势，新意与前沿性欠缺。"同"是指与其他个体学科研究方向的内容有

所相同，没有各自特点与优势。"活"是指学科的研究方向过于随意，相对稳定性不足，导致研究方向的优势不好形成，变化太快。"散"是指研究方向虽已确立，但并没有形成学科点，全体人员的主攻方向并不一致，研究力量不够集中。

2. 学科方向缺乏前瞻性和创新性

一所医院的学科方向能否得到健康发展，前提是必须有稳定的、正确的、符合医院实际情况的学科方向，当然尤其应具有前瞻性和创新性。

3. 急功近利，缺乏求真务实的措施

急于求成的心态、成王败寇的价值观，导致有些人、团队、机构在建设过程中抄袭、复制，而较少出现真正的创新，更不太可能出现颠覆性创新、革命性创新。

4. 经费投入严重不足

有的医院经济水平落后，办院条件差，信息化程度低，高精尖设备缺乏，无法满足现代医院发展的需要，更无法满足学科发展的经费投入。

二、中医医院学科方向建设精细化管理

一个学科的发展一定是点、线、面、体相结合的，临床学科的专业内涵随着新技术的持续发展，也在不断地深入、细化，所以对于医院的学科建设来说，科学的发展规划与布局是不可或缺的重点之一。医院要根据自身的特点以及适应医疗市场发展需要来制定科学的发展规划。

学科方向是学科的努力前景，正确的学科发展方向既要代表科研的潮流，又要适应国情和医院的院情。学科研究方向要保持相对的稳定性，凝练学科发展方向。学科研究方向确立后则不能过多变化，应该坚持系列或系统研究的开展，并且应该随着社会需求与科技发展的趋势，以及本学科与相关学科

的发展去因地制宜、因时而变，适当地做调整，建立合适的发展方向。

1. 要注重学科自身特点

中医医院发展的基础是中医学科，作为中医医院的基本学科，要让中医医院具有核心竞争力，就必须要建立强势的学科群落、完善的学科体系和有特色的学科方向。对于中医医院来说，尤其是三级综合性中医医院，在中医药学术继承和创新方面的引领作用是非常关键的，为了医院的发展，更为了中医药的学术继承、创新以及中医药服务能力建设，综合性中医医院加强特色优势学科建设是十分必要且迫切的。

由于中医基础理论的复杂性、与现代科学的差异性，其丰富的科学内涵有待用现代的科学方法进一步加以完善与发展。今后很长一段时间，中医医院的主要任务是进一步加强对中医理论的探索与论证，发展中医、服务社会。

随着改革开放的不断深入，现代医学技术得到迅猛发展，医疗市场竞争日趋激烈，各医院正面临着强烈冲击和挑战。加强医院学科建设，全面提升医院的综合实力，无疑成为医院提高核心竞争力的关键因素。因此，学科建设应是综合性中医医院建设的基础工程，是医院建设中的一项根本性任务。

学科建设需要创新发展，要做到五个坚持。

(1) 坚持工作方式的转换，在医疗内涵和质量方面加强重视，要发挥好中医药特色和优势。

(2) 坚持同时发展医疗、科研和院内中药制剂产业，形成协调统一、互相促进的共同发展模式。

(3) 坚持继承与创新，要持续提高对中医药发展有着支撑作用的科技水平。

(4) 坚持改革，根据中医药的发展规律，改革体制、机制建设，促进发展。

(5) 坚持面向临床，面向患者，让中医药改革发展的实际成果能够切实地惠及人民群众。

2. 要发挥学科优势

在学科建设中，要充分发挥重点学科的优势，打造优势学科群，更好地服务于社会，服务于患者，服务于临床。一要明确科室定位；二要优化服务流程；三要多学科合作，结合医院的诊疗特色，加强与相应临床科室的深度合作与无缝衔接，形成"全程管理、专病专治、多科协作"的诊疗新模式；四要构建医联体模式，积极发挥学科建设的引领作用，构建中医医院——基层医疗卫生机构的联合体模式，对社区常见病、慢性病进行综合、有效的管理及分级诊疗，达到专业技能的合作。

在中医医院学科研究方向的确立上，应当最大限度地发挥中医的优势，在疾病诊治中找准最恰当的治疗点，根据学科现有的积淀，更好地展现本学科的特色。

3. 要满足社会需求

救死扶伤、满足患者的需求，是中医医院的必然选择，也是医院永远追求的目标，更是社会和患者对医院的企盼和热望。我国的社会主义卫生事业是公益性事业的性质，决定了非营利性医院必须把社会效益放在第一位，不应以盈利为目的。医疗服务市场竞争的焦点是患者，所以患者的满意程度是检验医院方方面面工作的尺度。

4. 重大项目的带动与催化

学科建设发展的实际意义需要各种科研项目的带动与催化来体现。学科建设应积极参与国家级、省部级的各种重大研究计划或重点科研项目，以带动学科发展建设，培育学科成长，形成学科研究方向，体现学科与医院的优势与特色。学科建设应紧密结合临床实践，只有能够解决该学科领域常见病、多发病以及重大疑难疾病的预防、诊治难点，进而提高医疗水平和人民健康水平的研究方向，才能具有实际意义和强大的生命力。

5. 要知己知彼

在对学科研究的过程中，一定要做到知己知彼。对于一些国内外研究领域出现的状况和发展趋势，都要保证信息的明确和通畅，这样才能有效地评估，找准位置，扬长避短。对于本学科的优势要发扬，要能够突出自己的特色，强化和发展自身的特点和优势，瞄准学科的前沿方向，集中主要的力量在最有价值的研究方向上，才能有所作为，才能有所突破。

6. 要紧密地与临床实践相结合

只有紧密地与临床实践相结合，才能更加有效地解决在临床实践过程中遇到的常见病与突发病，才能对诊治的疑点与难点都能开展有效的研究，才能提高医疗水平。

7. 要关注研究方向的漂移

近十年来，学科建设出现了研究方向漂移现象，实际上就是滑坡。造成这种漂移现象的原因是老一代学术带头人退出学科建设舞台，新一代的学科带头人还需负责行政及业务管理工作，任务冗杂繁重，后备学科带头人又不够稳定，种种因素导致了学科建设停滞不前，学术萎缩。另外，急功近利而缺乏求真务实的措施、经费投入的严重不足等也是造成这种漂移现象的原因。

现实生活中，构建一个稳定的研究方向需要专家群体 10 ～ 15 年的不懈努力，成就来之不易，应该珍惜。如今要对一所医院进行整体水平评估的话，以评价标准的各项指标来看，首要标准就是研究方向，不仅水平层次要高，稳定性也要强。作为国家级重点学科来说，至少要有 3 个以上的稳定研究方向，而且要有一个研究方向必须是全国领先的。除此之外，还需要对弱势学科研究方向的培养更加重视，起码应有一个著名教授牵头一个高水平的研究方向。如果确实不易，则应加大力度培养选拔或从外部引进人才。如此将各级各类学科稳定的研究方向综合汇总，才能体现医院的总体水平。

第四节 中医医院学科科学研究精细化管理

一家医院、一个学科或者是一个团队，其实力的反映是通过科学研究水平来体现的，科学研究水平也同样是其是否具有可持续发展潜力的决定性因素。科学研究作为学科建设的基本载体，是学科建设的前提与动力，是学科建设中最活跃、最重要的因素，是学科建设的关键，学科水平、学科知名度需要用先进水平的课题和后续的研究成果来体现。而学科建设的质量又为科学研究的发展提供高层次的人才和技术支撑，离开了学科建设，科学研究就缺失了基础与重要的平台，其发展也只能是海市蜃楼。科学问题的提出、科学研究的方向与特色，均来源于学科的建设，并直接影响着医院科研水平的提升与医院的整体发展。

一、中医医院学科科学研究的现状及问题

1. 科研项目整体水平不高

目前来说，国内能够形成科研团队的中医医院少之又少，在此基础上的科研团队自然无法产生许多科研成果或创新性成果。其主要原因在于中医医院科研团队的建设速度太慢，基础不够导致科研力量薄弱。另外，大部分的科研项目太过浮于表面，没有考虑临床实际，对于中医优势特色项目的研究不够深入；科学问题的研究不够认真，大多是临时想出的题目来应付课题申报；课题研究的内涵和创新点不够明确，没有深层次的知识体现，甚至是重复或模仿以往的课题；科研项目的整体性和连续性不足，研究方向不具有持

续性；课题之间的关联性不足，单兵作战导致发挥不了科研的整体优势。因此，这些科研工作对于临床实际需要或中医理论的发展几乎是在做无用功，没有任何促进作用。

2. 科研团队组合整体欠完善

中医医院的科研团队组合基本分为导师与学生，而其中学生大多忙于应付课题任务，却没有专业人员给予辅导或指点。团队中成员之间的专业知识和工作模式的一致性导致难以接收外来新生力量的参与，知识结构互补不足；人才梯队以及建设计划或目标不合理，团队的科研思路和研究方向存在同质化、研究方法雷同及创新性不足；团队中缺乏多样化的学科、专业人员参与，学科之间的交叉与渗透被限制，因而科研团队的前进和发展被阻滞。另外，团队内部的绝对领导地位大多被学术带头人所占据，又因科研激励措施的缺乏导致团队内部人员的积极性不足。也就是说，有效管理体制的匮乏限制了团队的活力和创新能力，对科研团队的健康发展也造成了阻碍。

3. 欠缺先进的管理模式和理念

当前中医医院内部尚未建立健全的科研管理制度，大多管理团队的管理模式还是以行政命令和经验管理的管理方式为主，并不重视服务，层次仍旧停留在行政管理，服务职能相对较弱；系统的科研管理知识匮乏导致在管理观念和技术上并不能够满足医院科研团队发展的需求，并且实际操作也缺乏实用性及有效性，这对医院完成科研任务和发展科研团队有着不利影响。另外，科研管理人员创新管理理念的不足也使先进的科研团队难以管理。

同时，很多中医医院在现阶段对科研项目的初期管理比较重视，在项目的申报以及重要课题上花费的精力较多，但对级别低或者是项目的进展以及结题等环节关心不够。随着职称晋升难度的加大，使得医院的各个学科的课题越来越多，从而导致科研部门的压力骤增。但由于科研管理部门的人手不足，加上人员的能力水平不同，使得相关的监管力度无法实施到位，最终导致科研工作粗糙、项目延期、不能结题等问题。更有甚者为了一己私欲，不惜在申报课题后造假，给医院带来各种负面的影响，随之导致后期的项目申报和进展困难重重。科研项目的结题是具有特殊意义的，能够展示出科研成果的质量和科研人员的贡献。如今的现状是国家在科研方面的投入巨大，收获却很小。这种问题要及时予以解决。

4. 缺乏首创精神

首创精神是敢于突破陈旧观念的创造性的思想与活动，也就是自发地提出具有创新性建议、计划和发明，并且能够勇于实施的精神。这种精神是人类活动最有力的刺激力量。

"科学的本质是创新"，"创新是一个国家与民族的灵魂，是向兴旺发达持续发展的不竭动力"，科研创新对一个国家和民族的生存和发展都是至关重要的。

(1) 人与自然的矛盾存在于任何时间、任何地点，人类生存和发展的主要障碍也在于此。如果人类没有科研创新，人类社会的发展将会被阻碍。例如，目前癌症依然是人类健康问题中难以攻克的医学问题，人类必须要研究出新的思路和手段，也就是通过科研创新来攻克癌症难题。

(2) 人类与社会的矛盾主要存在于人类内部的竞争，人类发展历史无数次证明了落后必然挨打。而创新才是个人、团体、社会甚至国家生存和发展进步的根本动力。

鉴于以上两方面的问题，创新自然成为科学研究的核心。同时，这些问题也深刻地说明了创新在科学研究中无可比拟的重要地位和意义。

5. 跨学科的学术交流合作不多

近年来，跨学科研究成了科学方法讨论的一个热点。跨学科研究主要是以超越以往目别汇分的研究方式进行研究,从而使问题能够进行整合性研究。目前国际上前景较为不错的新兴学科基本都具有跨学科性质。近年陆续获得诺贝尔奖的科学家也大多使用了跨学科的方法或是从事了跨学科的研究与合作,这再次证明了跨学科研究的重要意义。而从其深刻性方面来说,当代科学探索的新类型也是由跨学科研究来体现的。

中医、西医都经历了长期发展,中医立足于人体的整体辨证论治,而西医着重于病变部位的微观研究,两者相互渗透与结合,创新出中西医结合的体系。临床证明,不少疾病采用中西医结合的治疗效果比单一治疗要好。

在全球化的今天,科学研究的国内和国际合作已必不可少。没有哪个实验室或者科学家可以不和同行进行交流和合作而取得重大成果。科学研究应该打破学科界限,破除"游勇"和"单兵作战"心态,树立合作与开放的观念,构建具有合作和开放精神的科研体制或机制。学术交流是学术界的生命线,科学研究尤其是高水平医院,应有国际意识,产出具有国际水平的科研成果,培养具有国际视野和能力的学术人才。

跨学科领域的研究是对单一学科研究的挑战与革命,是人类认识自然、改造自然的实质性突破。这是科学发展与技术进步的必然趋势,必将对未来科学与技术产生深远的影响。

二、中医医院学科科学研究精细化管理

在中医医院里,临床与科研相辅相成。随着当今社会信息质量的提升以及科技的进步,我国的传统医疗技术有了更多的理论知识作为支撑。然而在理论的基础上,临床实验更为重要,医学操作的技术创新必须始终围绕临床需求不断发展。因此,科学研究便成为了解决重点疑难杂症的原动力。科研也是学科建设的重要载体和过程,是形成学术梯队的重要途径,是培养高质

量人才的保证，也是提高医院知名度的有效方法之一。中医医院要坚持科技强院的战略思想，抓住以科研促进学科建设、以学科建设带动人才培养，促进医院可持续发展的管理思路不放松。

（一）科研管理日常化

在中医医院，每个人都有自己所擅长的领域，所以在日常的工作管理过程中，必须提高对科学研究的整体性意识，分工协作，发挥每个个体的最大化效用。

1. 建立榜样式科研模式以提高科研意识

南方医院肾内科的侯凡凡教授曾在 2006 年发表了《贝那普利对晚期慢性肾功能不全的有效性和安全性》，论文阐述的结果引起国际上的高度重视，被编入医学教科书，从而对救治慢性肾病患者工作做出了重大贡献。侯凡凡教授在之后也被选为中国科学院院士，成为真正的医学科研典型，成了后辈医学研究者的榜样。

当然，侯院士成为榜样，不仅仅只是理论文献本身的功劳，更重要的是其在临床工作中的认真与贯彻，因为重视实际的临床经验，所以才有了论文给后世带来的巨大作用。正是这种实践精神，极大地激励了众多国内外医学研究者对科研的执着。

2. 建立多学科合作的科研机制、加强学科间的合作

当今医学对专业性的要求随着科技的进步越来越高，因此，更强调了内部的学科分工与相互协作，重视多学科会诊在科研和临床的双向发展。

中医医院要建立多学科合作的激励机制。开展各种层次、跨越各种界限的合作，同样适用于临床科室之间的工作，尤其要鼓励与国内外兄弟单位的合作，才能提升解决临床问题的能力。

3. 医院应提供充足后勤保障

在享有充分人力资源的情况下，也应注意对员工的后勤保障，对于同时兼顾着临床工作的科研人员，医院应理解并尽可能提供全面的保障服务，解决人员科研外的其他问题，以促进科研人员的工作效率。

另外，医院应综合国内外医学发展现状和实际临床经验，专门组建一支以分管科研副院长带队的专职科研管理队伍，主要目的是提高潜能型科研人员的开发性，以创新精神为引导，形成一套系统的管理体系。

除了上述所提到的，组建成立后的管理队伍还要积极访问一线工作，深入了解工作情况与相关课题内容，拓宽自身知识结构领域，同时可以发挥自身所长，对一线工作给予帮助，学会不同职能间的相互协作。在此基础上，医院还应为相关部门提供科研助理岗位，并对该岗位提供薪资保障，从而使科研助理更好地协助科研工作，提高科研效率与专业度。

4. 科研项目的整个过程要精细化管理

对于医院的科研工作来说，项目的申报是初始阶段，选择好的课题是研究工作的关键点，因而在项目的申报过程中要加入精细化的管理，从各个方面入手，使得各环节更加精确化、规范化与系统化。同时需要医院不同级别以及不同部门都能够根据实际情况，并结合自身的优势积极参与科研项目。比如,对项目申报的基金要进行全面的宣传,还要对学科团队做出相关的解释，避免他们因为资金问题望而却步，使他们了解科研是能够申请基金的，减少相关的烦恼，更加积极主动地投入精力在科研当中。而在课题的选择过程中，医院的相关管理部门也应该进行筛选，对科研人员也是如此，要选择有价值的课题和有实力的人员，以便科研项目获得最优化的方案，科研结果取得最大化的成就。

项目申报成功后，便是实施阶段了，在这个过程中，中医医院应该按照精细化的管理模式，制定相关的计划并执行，使项目按照预期的进度进行，最终达到目标，也有助于获得下次的科研资金。同时，中医医院要加强人才培养的力度，打破传统的论资排辈的观念，让真正有实力的人担当大任。在学科团队中可以建立良性的竞争和比拼，对于工作的安排要做到公平与公正。这一环节要尤为注重细节问题的把控，只有把每个细节都做好，才能在保证后期科研的顺利进行，保障科研成果的质量。

在项目将要完成后，总结的过程也很重要，因为项目的成果是反映一个医院项目研究水平的关键，因而在这个过程中也要做好精细化的管理。在完善相关管理制度的同时，还需要将制度相关的规则与考核、晋升等联系起来，以使得科研人员能够更加认真负责地进行科研，提高科研的效率和有效性。在项目收尾阶段，应用精细化的管理，明确规章制度的主要目标，并加以完善，可确保科研项目能够更加顺利地进行和完成。

（二）多方引导，促进成果转化

对于科研工作，我们应始终保持最大限度的耐心，无论是时间还是精力，都是对科研人员的极大消耗，因此需要医院给予强大的全方位支撑。科研的首要精神是创新，所以科研结果的创造性是其灵魂，在临床中尤为重要。这也说明医院必须重视科研创新，从多个角度进行引导，积极促进创新性科研成果的转化。

1. 激励机制方面

在科研工作中，科研人员需要有极大的动力与耐性，因此医院要制定相应的鼓励机制，对高层次科研项目的费用进行承担，对高等级科研成果进行奖励，并对取得个人专利和实现技术转让的，在帮助承担所有手续费用的基础上，给予特殊的物质奖励，将科研工作的目的性落到实处，以实物奖励的形式间接提高科研工作者的工作积极性。

例如，某些医院每年对于申报的国家课题，都会按照1:1的比例配备经费，科研人员在获得国家自然科学基金科研经费的同时，会额外获得医院为其分配的等额经费。此外，还出台了科研奖励政策，对科研人员的日常工作生活进行相应补贴，改善其基本生活条件保障。

2. 硬件支撑方面

硬件需求无论在何种情况下都应放在首要位置，医院应及时给予优先保障。

（三）建立灵活的人才政策

任何领域的竞争无疑都是人才资源的竞争，医学领域也不例外。科研工作者始终都是医院科研工作的核心力量。当前国内的人才市场蓬勃发展，医疗人才也大量流动，医院应积极收纳医学人才，在市场中抢占先机，从而优化医院内部人员结构，建立优质医疗管理体系。

1. 筑巢引凤，搭建科研平台

强有力的硬件支撑和合理的激励机制是科研人员积极展开科研工作的基础前提和坚实基础。医院应实施相关人才培养计划，例如"院士工程""杰出青年培育计划"等政策，针对不同层面的科研人员的不同需求，提供针对性的成长途径与支持。

2. 吸引国内外人才，实行灵活的"柔性引进"人才政策

"柔性引进"是指在聘任全职人才之外，医院可以特聘一些兼职人才，与其签订短期的合作合同，并让兼职者承诺每年到医院完成科研工作的时间不少于3个月或者半年，医院对其在院的科研产出进行考核。这种多点工作的方式，起初一些兼职聘任教授可能只对个别项目与医院进行合作，但经过长时间的合作深入，初期的合作项目会成为基础，逐步将各个点的兼职工作者联系起来，形成多点合作的优势资源结合体，提高相应的科研结果的产出。

这也可以说是不求为我所有，但求为我所用。

（四）推进中医药科技继承与创新

中医医院要进一步开展中医药基础理论、诊疗技术、疗效评价及标准等系统研究，注重新型药品与新兴技术的创新驱动，增强研制和开发，同时应注意与传统医学理论研究内容相结合并进行现代化的内涵演绎。在这一过程中，需要整理古今以来的医学书籍文献，进行深层次的研究，透彻理解老中医学者的医学思想，取其精华，弃其糟粕。古今中外的众多医学研究结论都有其可实施性，需加强合作意识，推进中医药科研各基地建设，在全国范围内尽可能全面覆盖，形成现代化的中医药临床数据平台体系，也是对整个医疗行业的有效信息资源共享。同时应继续加强重点及三级实验研究室建设，并争取建设至少一个国家重点实验室，建立真正符合中医药特点的各项体系及体制。

（五）加强科研团队建设

1. 确定研究方向，形成科研体系

首先，科研项目是科学研究的核心，连续不断的科研项目是科学研究长期发展的核心动力，只有始终保持原动力活力，才能不断地产出新的科研成果，促进新技术的产生。而接连不断的科研项目需要各学科组织中有优秀的引导者和核心骨干，从而指明较为成熟且明确的发展方向。在方向的选择上必须具有一定的研究基础，并且对该方向的可挖掘性有充分的认识，进一步深入研究更加宽泛和深刻的内容。另外，研究方向应时刻保持与医院总体发展方向和科研团队建设方向一致，将科研项目选题与该学科建设有机结合起来，更加稳定地使医学研究向着现代化外延发展。

其次，作为中医医院的科研人员，应立足于中医本身，有效继承传统中医的精华优势，发挥中医特色，并在传承的同时进行合理创新，从而有效解

决中医药在适应现代化发展中所产生的问题。同时也要寻找中医药学与现代医学的共同点，将边缘学科建设与中医药发展相互融合，促进更长久的发展。

最后，还要注意科研项目之间要相互联系，前位科研成果能够为后位研究做铺垫，使后续的研究能有更具体的理论支撑，从而对寻找并发现更深入的科学问题进行研究，不断产出更多有利于社会发展的科研成果。这种联系也有利于科研团队的凝聚协作，使团队关系更加牢固，提高总体的工作效率。

2. 搭建合理的人才梯队

组建科研团队的主要目的是使各方力量集中于一点，各取所长，互补所短，不仅能获得集体荣誉，也能实现个人成就。科研团队的建立为学科的发展提供了有效的信息资源共享。一个优秀的中医医院科研团队除了有战略眼光的导师和学术带头人外，团队人员中还需有临床医师、实验室技术人员、熟悉统计学知识的人员、在读研究生、科研管理人员及其他工作人员。学术引导者在具有高深的学术造诣和创新性学术思想上，还应具有深厚的中医学术造诣、对传统医学的开拓精神、较强的凝聚力和协调能力，能准确地把握团队的发展方向，了解每个成员的优势特点，将他们放在适合的位置发挥最大的作用，使得资源效用最大化，形成高水平学术团队。优秀的引导者能够充分发挥成员间的主观能动性，将团队成员的个人研究思路应用于群体的智力资源，同时不断调整、优化人才组织结构，合理搭配，优势互补，使每位成员能充分发挥自己的聪明才智和专业特长，有效为团队科研工作的发展做出贡献。

中医药学的历史悠久冗长，是经过众多的书籍整合以及长期的实际经验相结合而逐渐形成的。中医药学又涉及多种其他学科的融合特点，所以在建立科研团队时，要注意人员结构的合理分配，引入不同学科领域的医学人才，实现知识结构内容互补，从不同角度进行医学方面的构思，将多种认识进行研究讨论，促进医学探讨的启发和进步。同时，在中医医院科学研究中应积极倡导大科学观念，促进团队内部人员结构的优化和完善，适当扩张，加强学科间的互相渗透和协作影响，最终形成合理的人才最优化搭配，保持科研团队旺盛的生命力。

3. 完善管理制度，提高团队整体活力

要想建立完善的科研团队，必须内外兼修，缺一不可。首先，内部结构必须分工明确，每个岗位的职能都发挥最大用途。建立细化的管理制度，要求具有高度可操作性与公平性。同时建立合理的竞争或考核等机制，适当给予奖金或实物奖励以发挥激励作用，提高科研人员的工作积极性，发挥科研管理的导向作用，从而使科研人员的内在潜力和动力有更大的发展空间，保障科研团队既好又快地发展。其次，医院对团队外部也应有相应的管理制度，政策上向科研团队适度倾斜，更好地服务于团队发展。对科研团队实行从医院到科室的逐级管理制度，医院负责对团队的外部支撑及团队与医院的交叉事务管理，同时承包协调和沟通的工作，解决外部次要的麻烦问题，为科研团队发展创建良好的外部环境。科研团队日常事务管理应由团队所在部门或科室负责。

4. 加强团队科研管理，增强服务意识

科研团队与医院的发展是相辅相成的。医院管理且服务于科研团队，科研团队也必须依托于医院的发展，二者互相推动前进，相互影响。自上而下来讲，医院的管理人员应放下管理者高人一等的姿态，将自身放在与科研工作者平等的位置，理解自身岗位的意义与价值，明白其工作目的是为广大的科研人员提供优质服务，从而自觉增强服务意识，重视以人为本的科研管理，始终以奉献精神任劳任怨，耐心细致地做好各项幕后工作，为医院科研人员提供最优质的后勤服务保障，尽可能地减轻科研人员的外部负担。因此也要

求医院管理部门精简办事手续和程序，为科研人员能够专注于科研工作营造一个良好的环境，以促进科研工作者的成长和科研成果的产生。

从工作内容上讲，首先，科研管理人员应对各个科研项目进行全过程服务，在调研、论证、审查、立项、检查、评议、市场和价值评估等一系列过程中进行实时监察与全方位管理。其次，科研管理人员要做好对科研成果或技术转化推广应用服务，主动为科研成果进行积极的推广服务，并引导科研人员实时关注研究成果的经济价值和社会价值，将创新成果努力地转化为适宜推广、可操作的技术，使科学知识转化成专利、标准，从而最终能在市场和社会上取得一定的效益。再者，科研管理人员应不定期积极组织医院内部各学科团队进行学术探讨与交流，同时，互相借鉴、学习管理制度和模式，及时发现并改正现有问题，实现共同进步与提高，充分利用有效的共享医学资源，优势互补。

（六）改善临床研究人员的结构模式

据 Intelli(茵特里) 全球医疗数据，美国哈佛大学医学院附属麻省总医院建于 1811 年，先后产生了 13 位诺贝尔奖获得者。麻省总医院共有员工23 173 人，其中专职科研人员 2 300 人，科研人员与医生人数接近 1:1。而在我国，三甲医院各学科专职科研人员的比例很低，并且专职科研人员的待遇与临床医生差距甚远。

当前影响科研积极性的主要因素是科研时间不足，医生难以保证投入足够多的科研时间和精力。针对上述问题，我们需要从不同角度给予科研工作者相应支持，优化内部人员结构，建立合理的绩效考核制度，并由专人负责进行管理；提高科研工作者的待遇福利，给予最优后勤保障，使工作人员专心投身于科研，调动其自身工作积极性，提高工作效率。

"通过医生发现问题""医生和专职科研人员凝练科学问题""专职科

研人员研究问题""医生和专职科研人员解决问题""提高医疗技术水平",
这就是"医生＋专职科研人员"协同创新的机制。

（七）积极研究、整理、继承及应用中医学术技术流派特色和诊疗技术

临床科研必须始终以研究、整理、继承及应用中医学术技术流派的特色
和独特的诊疗技术为出发点，同时这也是临床科研能发挥特色优势的前提基
础，是科研中最重要的内容之一。在这一过程中，需要将中医学术技术流派
的特色和独特诊疗技术通过研究和整理，完善丰富其学科内涵，有效且直接
地揭示中医药学术发展的内在规律，从而促进其特色优势的传承与创新。然
后，通过对传统中医学的继承和应用，丰富其临床医学的技术手段，实现特
色优势的创新、发展与推广。需要注意的是，对条件成熟的学术技术流派的
特色和独特诊疗技术及安全、有效的民间偏方和疗法，在研究制定诊疗方案、
诊疗指南时要及时吸收、纳入中医诊疗技术体系，并从政策、经费、课题立项、
人才培养等方面采取有效措施给予倾斜和扶持。

（八）拥抱临床大数据和畅通转化渠道

我国临床资源占世界的 1/5，每天都在产生海量的医学数据，但被
用于科学研究的极少。目前美国、日本等发达国家临床资源的利用率为
70%～80%。我国 2014 年对中部地区部分医院的调查显示，科研临床资源
利用率仅为 3.68%。

我国医学成果转化率低，转化时间长，一个很重要的原因是许多科技成
果不能及时转化为生产力。因此，加强医学成果转化还需开通转化渠道，让产、
学、研之间能畅通转化。

（九）加强伦理理念，促进研究与转化规范化

当今社会，医患矛盾日益突出，医院对医疗风险的防范至关重要，在实
施新技术、新项目时更要谨慎。为此，医院应设置相关伦理委员会，在有关

人体研究的医学实验中对实验伦理性进行验证。一切经过动物实验后需进行人体实验的新型药物或技术都要按照国际上的"人体实验准则"，由伦理委员会进行严格的审判，由受试者同意后再进行人体实验。

从基础研究到临床研究，由动物实验到人体实验，都涉及伦理问题，需要遵循伦理的规范。为此，无论在组织结构、审查程序还是监管机制等方面，医院都要加以完善，进一步提高伦理委员会的独立性、公正性和规范性。

（十）构建医院图书馆和信息化管理平台

医院图书馆不仅要为医务人员提供解决疑难病症的参考资料，提高确诊率，减少误诊、误治，更要为医务人员进行医疗科研提供医学科技动态，帮助医务人员确立医疗科研课题，为医务人员医疗科研的顺利进行提供重要保障。

为充分发挥医院图书馆为医院科研服务的作用，应重视以下两个方面的工作。

(1) 围绕重点学科的研究方向，建立藏书体系，充分利用网络生物医学信息资源，重视学术会议资料的收集，充分发挥其应有的作用。

(2) 积极探究多样化服务功能，提供深层次的读者服务，并积极参与科研课题研究。

科学研究的管理与评估是一项难度较大的工作，应用信息科学和计算机管理，实现网络化、自动化动态科研计划管理，能够大大提高管理效率和效益，能较好解决对科技人员的基本信息（包括年龄、学历、受训、课题、课题进展、发表论文等情况）的动态管理，还能对科研能力、科研成果进行科学评估，对成果的效益进行科学统计、评价。医院通过创建专业技术人员科技信息系统，并建立科技创新指标评价体系，可以提升科研管理水平、促进临床与基础合作、推进实验室绩效考核，提高公用实验平台的使用效率，使医院科研水平跃上新台阶。对于医院的决策者来说，科研管理信息化可以为其提供定期及不定期的报表汇总和科研管理分析报告，以便提高医院的总体管理水平。

当然，医院信息化平台的建立，更有利于患者医疗资源的现代化管理，对临床科研的完整性、科学性与系统性具有十分重要的作用。

第五节 中医医院学科条件建设精细化管理

条件建设是学科建设的基础和学科是否能有长远发展的关键，也体现出一个学科在该领域的地位和水平，所以条件建设是学科建设的重要部分，是学科建设的基础。学科条件建设包括硬环境和软环境的建设。所谓硬环境主要是指学科基地、信息平台、实验条件等的建设，软环境则是指学术环境、学术风气、学术影响和声誉，以及人际关系、协作环境等。

一、中医医院学科条件建设的现状

中医医院学科条件建设中硬环境建设的重点是：中医医院临床技术平台和中医医院基础实验平台。打造优秀的中医医院临床技术平台是着力于为中医医院临床服务,打造优秀的中医医院基础实验平台是为中医医院基础服务。

我国的中医医院在党的一系列中医工作方针、政策的支持下取得了巨大成就，在疾病治疗、预防保健、社区卫生、健康教育等方面发挥了积极作用，成为我国卫生保健体系中一支不可替代的重要力量。但是，由于中医医院自身的问题及外部环境的变化，中医医院的发展面临诸多问题，最明显的是中医医院的竞争能力薄弱，发展缺乏后劲，与综合性医院的差距较大，部分中医医院甚至出现萎缩之势。

二、中医医院学科条件建设精细化管理

坚实的学科发展条件和平台是做好学科发展的重要基础和前提，平台资

源主要包括整合科室资源、建立科教研一体的学术组织、设立各类实验室基地、开展项目合作发展等。竞争平台则是通过创造一个机会均等、公平竞争的环境，来建立学科间良性竞争的机制，例如各类基金项目的设立，特色科室的评选和政策倾斜，人才选拔制度、培养制度的制定等。

1. 坚持中医特色，制定医院发展战略

制定医院的发展战略，这是一项基础性、前瞻性的工作，医院的各项工作计划和任务都以发展战略为基础和中心。医院发展战略，从宏观而言是一种战略意图，即医院的发展方向和发展规划；从微观而言是一种具体目标，主要指医院的资源配置、功能定位、运行方式和服务模式等。正确的发展战略能使医院在复杂的竞争环境中找准自身的位置，最大限度地体现自己的特色，保持核心竞争优势。中医医院在以往的发展中，或是没有明确的发展战略，或是以仿效综合性医院作为自己的战略目标，没有特色与优势可言。由此造成患者难以充分识别中医医院与综合性医院的差异，影响中医医院在医疗服务领域中的地位和发展空间。

制定科学的发展战略，前提条件是正确认识自己的优势与不足。中医中药在群众中有着深厚的文化基础，其疗效也为实践所证实。它对治疗肿瘤、心脑血管病、糖尿病、自身免疫性疾病等"现代文明疾病"，以及没有器质性和功能性病变的"亚健康状态"等现代医学力不从心的问题具有较好的疗效，与悄然兴起的回归自然的热潮相吻合。但也不可否认，相对于综合性医院，中医医院普遍存在着建设时间短、基础薄弱、投入不足等问题。据统计，全国93%的中医医院建于20世纪80年代，比综合性医院平均晚15年，存在时间差。绝大多数县级中医医院脱胎于城镇卫生院，基础薄弱。中医医院与综合性医院之间的巨大资源差距，显示两者间的竞争是非对称的。因此，模仿综合医院，追求大而全，实行全方位竞争，中医医院绝无生机可言。只

有另辟蹊径，突出中医药特色和优势，确立独特的发展战略，中医医院才能在激烈的医疗市场中争取有利地位和发展空间。

　　这种发展战略就是充分发扬中医特色，加强专科专病建设，走"大专科小综合"的发展道路，建设现代化具有专科特色的综合性中医医院。具体地说，第一，中医医院应该吸收现代医学方法和手段，增强医疗设备，增设群众所需的短缺科室，特别是提高对急危重症的抢救治疗能力，完善综合服务功能，提高综合服务水平，更好地满足社会医疗服务需求。第二，中医医院应实施市场集中战略，突出中医特色，建设一批特色专科，使医院获得相对于其他竞争对手来说独特的差异领先优势。以特色专科为突破口，并在实践中不断强化这一优势，由此创立医院的特色名牌，再由名牌效应提高医院的知名度、美誉度，带动整个医院的发展，提高综合竞争力。

2. 加强经济管理，提高医院竞争力

　　在市场经济条件下，尽管医院之间的竞争方式、竞争手段日趋多样，但低成本策略始终是医院保持核心竞争优势最有效的方法之一。从社会现实来看，影响居民卫生需要的主要因素是价格。据有关数据，现在城市地区有50%的患者未去就诊，30%应住院的患者未去住院。这与"看病贵"有紧密的关系。因此，医院服务价格的高低，在很大程度上会影响其竞争力，谁能提供优质低廉的医疗服务，谁就拥有更大的市场份额。

　　中医诊疗手段简便，中药成本相对低廉，与综合性医院相比有着比较成本优势。中医医院应很好地利用这一优势来发展自己。令人担忧的是，现在中药价格在不断上涨。另外，由于中医医院规模不断扩大，人员在逐年增加，可管理却还是经验型、粗放式的，尤其是在经营体制和人事分配制度两个关键问题上没有突破，依旧存在着吃大锅饭、人浮于事、分配不公等弊端，中医医院的成本优势正在不断被蚕食。如果说某一天中医医院连成本的优势也

不复存在，那其生存和发展将更为艰难。维持比较成本优势，有效的手段是加强经济管理，实行成本核算，提高医院经济效益。

中医医院加强经济管理，提高经济效益，应采取的主要措施如下。

(1) 实行成本核算。基于国家对中医医院公益性和救死扶伤的定位，医院的管理层一直以医疗技术提升、人才梯队培养、科研教学等方面发展为重要目标，对经济投入与效益的分析和管控的重视还未提到应有的高度。有的管理者甚至认为成本管理是财务部门的事，导致成本管理粗放。执行层的各科室主任、护士长及一线医技人员在提请申购设备、材料和各类可控的消耗时，成本效益性意识不强，成本产生的源头上没有形成主动控制和节约意识。所以，医院应该建立成本核算体系，以科室为核算单位，把个人、科室利益同科室经济核算挂钩，打破平均主义、吃"大锅饭"的局面，促使职工和科室增加成本意识，节约开支，减少浪费。

(2) 开展后勤服务社会化改革。医院后勤服务水平低、效率差、成本高和管理难一直是医院管理上的一大难题，也是造成医院效率低下的一个重要原因。医院后勤服务社会化就是把后勤部门从医院分离出来，以社会服务的形式存在，达到资产重组、资源共享、降低成本、提高效率的目的。其有效方法是把医院的后勤工作推向社会，由社会服务机构承担，或者组建企业性质的后勤服务中心，对原后勤人员实行优化组合、合理分流，使医院与后勤人员的关系由原来的行政隶属关系转变为合同契约关系。这些措施有助于后勤服务中心实行独立核算、自主经营、自负盈亏，最终做到自收自支，降低医院后勤服务成本。

(3) 进行医院人事分配制度的配套改革。因为人员冗余、人浮于事，医院的经济收入会因人员增长而消耗殆尽。医院人事制度改革的重点是实行聘任制，形成坚持"因事设岗、因岗定人、逐级聘任、层级管理、优上劣下"的用人机制，合理精简和调整结构，降低医院的人力资源成本。在分配上把每个职工的工资、奖金同工作质量、效率挂钩，实行按劳分配，多劳多得，有助于提高员工工作积极性，增加医院经济效益。

3. 开展创新活动，增强医院发展原动力

创新是一个民族进步的灵魂，是国家兴旺发达的不竭动力。在知识经济时代，一个国家的国际竞争力主要依靠其创新能力，一个医院的综合竞争力也取决于其自身的创新能力。医疗技术创新是提高医疗水平和保证医疗质量的根本条件，也是实现医院可持续发展的原动力。医院创新的内容很多，有技术创新、服务创新、管理创新和制度创新等。对中医医院而言，关键是要加强医院的技术创新和服务创新。

医疗技术创新主要是指创造、引进、采用新技术和新疗法。中医医院要保持传统的中医技术和疗法，这是医院发展的基点，做不到这一点，中医医院的称谓也就名不副实。但在继承和发扬中医特色优势的基础上，必须运用现代可持续技术方法和手段，促进中医技术的创新，做到"继承不泥古，发展不离宗"。

中医医院技术创新活动要区别对待，三级中医医院或高等学校附属中医医院，因其拥有众多的高层次科研人员，先进的实验设备，应积极开展原创性的技术创新活动，实施医疗、科研、教学并重的发展战略。医院要创造各种条件，积极鼓励开展科研活动，在政策上鼓励、支持科研活动，在资金、设备上加大投入，营造浓厚的科研创新氛围。二级中医医院，因为客观条件的制约，医疗活动是医院的中心工作，医疗技术创新侧重于技术的引进，比如引入新的检查项目，开设新的专科门诊，开展新的治疗手段，甚至包括进行中药饮片改革，引入新的中药剂型等。总之，通过创新活动，实现"人无我有，人有我优"的发展势态，才能增强中医医院对患者的吸引力。

服务创新也是创新工程的一项重要内容。中医医院的服务创新包括服务意识创新、服务方式创新和服务内容创新。服务意识创新的核心是树立"以患者为中心"的思想。随着市场经济体系的确立，医患关系发生重大变化，医院与患者之间是生产和消费、服务与被服务的经济关系，医院不再占主导地位，而且随着卫生事业的发展，医疗服务从"卖方市场"转变为"买方市场"，面对这样一个客观现实，医院必须重新认识和摆正自身位置，主动调整医患关系，树立"患者是上帝"，是医院的"衣食父母"的观念，要以患者情绪为第一信号，以患者需求为第一追求，以患者满意为第一目标。

在服务方式上，医生可根据各自情况并结合个人的实际需求和期望，公开承诺服务。医院可实行门诊首诊负责制，病房全程负责制；建立门诊收费查询制度和住院收费一日清制度等。所有服务的指导原则是一切为了患者，一切方便患者，一切替患者着想。

服务内容创新，也是中医医院提升竞争力的重要手段。我国卫生改革的一项重要内容是积极发展基层和社区卫生服务，这对中医医院特别是基层中医医院是不可多得的发展机遇。社区卫生服务以健康为中心，以人群为对象，以家庭为基础，提供包括预防、保健、医疗、康复、健康教育等全面、综合的卫生服务。基层中医医院本来就有开展社区卫生服务的区位优势，加之传统中医药以预防健身、因病施治、治慢性病见长，符合社区卫生服务的个体化诊疗原则，且方便、快捷、简单，费用低廉。中医医院应当利用这个自身优势，积极抓住难得的历史机遇，抢先进入社区卫生服务领域，开拓新的服务市场，为医院的发展注入新的活力。

三、中医医院学科条件建设——实验室精细化管理

1. 实验室精细化管理的必要性

中医医院近年来快速发展所带来的实验室建设方面的问题已经有了明显的负面影响，严重影响了医院临床研究、基础研究。因此，必须认真对待这些问题，尽快解决。

随着国家和社会的快速发展，培养大量的高科技人才，拥有高规格的实验室是一所医院实力的体现。拥有高规格的实验室，才能在科研领域取得成绩，也是医院吸引高素质人才的资本，科研实力强的医院得到人才青睐的机会自然就多。

实验室建设的完善程度是一所医院科研实力的重要体现，因此必须提高对实验室建设的认识，实现精细化管理。

2. 实验室精细化管理的策略

(1) 制定周密的建设方案。任何事物的开始和发展都需要方案的指导，有了方案的指导才能有明确的方向，才不会走弯路，医院的实验室建设也不例外。在实验室建设前要进行必要性和可行性论证，方案的制定要详细到每一个细节，对待每一个问题都要认真严谨，要有成熟的思路，而不是抱着试一试的态度盲目建设。有了周密的建设方案才能在实验室建成之后发挥其实际作用，真正能够起到服务科研和实践的作用，为学生提供锻炼和学习的机会，真正提高医院的科研能力。

(2) 加强实验室管理。实验室建成之后不可以置之不理，而是要持续加强管理与维护，为实验室配备专业管理人员，提高管理人员的素质，让真正懂实验室管理的人来担任这个岗位。同时应强调管理人员的责任意识，要把实验室当作自己的家一样爱护，对实验仪器进行精心养护，定期查看仪器的运转情况，查看每一个零件是否完好。

(3) 制定规划。对于实验室的建设和管理不能只局限于眼前，而是要关注其持续发展。在建设和发展的过程中要不断完善实验室使用的未来规划，使其适应医学发展的要求，比如科研的方向和内容要顺应时代发展的要求和社会需要。这需要放眼长远，做出详细的未来规划，促进实验室的持续发展。

实验室建设也是一项任重道远的工程，医院的实验室建设容不得马虎，应认真分析自身在实验室建设方面存在的问题，针对问题实施相应的改进，让实验室成为医学人才成长的园地。

四、创新科研平台建设

创新意味着什么？意味着医院要做科研，科室如果单纯依靠原有的临床科研建制，很多领域的新想法、新技术往往无法得到验证与落地。所以，中医医院要创新，要创新性地建立临床研究的科研平台，诸如生物治疗中心、精准医学中心等。而且，学科的发展离不开科研，医院要搭建和充分利用适应自身临床医疗和学科影响力的科研平台，整合跨学科、跨领域、跨疾病、跨治疗的临床科学研究和资源，提高和加速临床医学科学研究成果的转化。

第六节 中医医院学科学术交流精细化管理

在科学技术的发展中，尤其在当今的高科技时代，学术交流的重要地位是不可忽视的，"交流"是人类活动过程中不可或缺的重要组成部分。对学术交流活动提高重视，对学术交流活动质量与实效的提升，对学术交流活动在人才培养方面作用的强化以及创新能力的激励，都是实现科教兴国战略目标的积极手段。为了更好地服务于中医医院,医院学术交流的主题要不断创新，学术交流的形式要不断更新。

一、中医医院开展学术交流的必要性

在经济全球化发展迅速的条件下，科学技术的发展不再有"国界"之分。开展学术交流成了世界科技发展成果共享、贴合科技前沿趋势的重要途径。加强国内外学术交流，不断扩大中医药学在国内外的学术影响，让国内外学术界及整个社会对中医药学发展取得共识，这是推动中医药学发展必不可少的一步。

人类社会和科学文化的发展，产生了科学技术的交流活动，学术交流是科学劳动的一种特殊方式和必需手段。学术交流来源于科学研究，反过来又促进科学研究和医院学术水平的提高。通过学术交流，可以使新的科学知识得以广泛传播，使医学科技人员互相启发，共同切磋，活跃学术思想，加快研究进展。特别是国际的学术交流与协作，对引进新技术，跟上医学科学发展步伐尤为重要。

二、中医医院学科学术交流精细化管理

1. 让学术交流成为重点学科发展的舞台，为学科升级注入新的动力

医院学术水平层次的高低在于重点学科。广泛而高质量的学术交流既可以扩大重点学科的影响，又可以使其了解掌握本专业领域前沿最新医学信息及进展，确立业务技术建设的主攻方向，为重点学科发展提供积极的促进作用。医院要明确确立加强重点学科建设，促进学科升级，带动医院全面建设的发展思路，而且应该因地制宜，使突出重点学科成为对外交流的主要思路，为学科的技术建设和学科升级注入新的动力。

除了积极营造氛围、优先政策扶持以外，医院还要不断拓宽渠道。学术交流要始终遵循真诚友好、有来有往、互相学习、取长补短、立足长远、信守诺言的原则，积极为重点学科建设探索国内、国际交流与协作的新渠道。实践证明，学术交流可以采用以下六种模式。

(1) 努力获得邀请方或国内、国际合作项目的资助，参加短期国内、国际学术会议。

(2) 选拔派遣学科带头人、中青年骨干到国内知名医院研修，甚至出国留学。

(3) 外出考察，引进先进管理方法和高、精、尖医疗设备，参加技术培训。

(4) 邀请国内外专家参加医院承办的专题研讨会。

(5) 邀请国内外知名专家到医院进行学术交流及高难度手术指导。

(6) 积极支持 WHO 等国际奖学金获得者出国学习。

对外学术交流的不断拓宽，可以为重点学科的发展提供更广泛的空间，可以提升重点学科的学术影响力和竞争力，实现经济和社会效益的双丰收。

2. 让学术交流丰富技术创新的内涵，为打造特色技术群提供有力保障

实践证明，将世界最先进的医学技术应用到临床是形成新技术最直接、

最有效的途径，促进新技术快速发展就能形成新特色。医院要始终瞄准医疗技术发展的最前沿，积极鼓励科室加强对外学术交流，学习国内外的先进技术、理论和经验，努力抢占高新技术的制高点，为技术发展与进步奠定基础。

中医医院要通过走出去加强技术合作等对外学术交流途径，及时移植、引进国内外最新技术，同时要以这些特色技术为主体，加大特色技术扶持力度，使特色显著，优势更优，充分发挥"酵母"作用，派生新的技术，促进医疗质量不断提高。

3. 让学术交流成为人才培养的摇篮，为形成优秀的人才团队固本筑基

在市场经济飞速发展的今天，科学技术与人才的竞争才是医院形成竞争力的根本。优秀的人才团队是学科乃至医院发展方向和途径的基本导向。广泛的学术交流可以使人才开阔视野、丰富知识、锻炼技术、吸收经验，是确保优秀人才团队形成的一个重要助推器。医院要客观分析医院的人才现状，确定学术交流要为人才培养服务的思路，特别要强调的是，学术交流要重点围绕科室发展需要什么样的人才和人才发展需要什么样的知识而展开。

4. 让学术交流成为医学研究的助推器，为深化科研提供条件支持

医院要瞄准国内外科技前沿，制定加强学术交流、加快中西融合、建立合作平台、促进合作项目开展的科研方向；要合理利用医院日益增长的对外形象力，建立互动式的合作模式；要通过签订双方技术合作协议书、双方技术转让及科技资料共享协议和人员交流与客座访谈的聘用协议，充分利用对方的先进设备和资源，解决医学研究中所遇到的某些技术难点，加快医学研究进程，提升医学研究深度，促进应用成果的开发，最终取得具有较高水准的成果。

5. 营造良好的学术交流氛围，增进学术交流思想的民主化

学术活动的受益不是一朝一夕、一步到位的事情。许多人抱着"立竿见影"

的目的，追求短期效益，这种行为是不可取的。多数情况下，通过学术交流获得的不是短期效益，而是长期效益。这种长期效益体现在科学思想的启迪、科学方法的指导、治学精神的熏陶、文化品位的提高。所以，抱着"现得利"的想法，希望从一两次报告或讲座汇总就得到什么"真谛""秘诀"是不可能的。

学术活动的组织者和参加者都应当有长远的眼光，坚持不懈地组织和参加学术交流活动，长期组织高水平的学术活动，必然形成良好的学术氛围，对于出成果、出人才能起到良好的促进作用。一个学科成员长期参加不同类型、不同内容的学术活动，必然大开眼界，使自己的综合素质得到提高。因此，我们应当充分认识到良好的学术交流氛围是保证学术交流活动持续、蓬勃、健康发展的重要前提和基本条件，而形成学术交流氛围的坚强基石是坚持学术交流的平等、自由和诚信。

首先，要坚持学术平等。无论年龄、地位如何，都有平等的发言权利，对于任何人提出的新思路、新观点、新方法、新技术等都要予以足够的尊重和重视，必须克服文人相轻的心态，防止压制言论、堵塞言路。

其次，要坚持学术自由。无论在什么样的学术交流场合中，都要允许并鼓励科技人员畅所欲言地发表自己的学术见解，允许不同的学术观点同时存在，鼓励不同学术思想的交流与碰撞，激发原始性创新，催生新的思想和新的观点。

最后，要坚持学术交流的诚信。必须充分尊重科学、尊重事实、严谨认真，鼓励参与学术交流的专家学者既要敞开心扉、坦诚交流、给人以启迪，又要真诚地学习和吸纳别人的长处，提高与丰富自我。

只有坚持学术交流的平等、自由和诚信，增进学术交流思想的民主化，才能有效地提高各类学者参加学术交流的主动性和积极性，彰显他们在学术交流中的主体性，从而才能进一步提高学术交流的质量和水平。

6. 促进学术交流内容、形式的多样化

多样化是打造学术交流氛围的重要前提，必须大力促进多种学术交流形式共同发展。学术交流涉及的内容要具有多学科性，既要看到学科的总体特点，又要兼顾各学科的学科特点。学术交流形式应是开放式的，学科内部、学科之间、院外之间乃至国内外学者之间都可以进行，制定既适用于整体又兼顾个体的学术交流机制，有利于各学科在良好的学术环境中求得共同发展。

在开展活动之初，要注意发挥职能部门的组织优势，定期或经常不定期举办出国进修，在国际或国内发表高水平学术文章(包括出版专著)，举办国际国内学术会议等，同时还可以举办外语提高班、专题讲座、学术讲座、科研能力提升班等。另一方面要充分发挥个人的主观能动性，除了注意非单向式语言交流活动外，还可以著作交流、文章交流、临床手术观摩交流、实验操作交流。学术交流有助于达到创新的目的，应用于实际工作中，可使广大学科成员在学术交流中得益，从而提高他们学术交流的积极性。

在组织层面上，医院、学科、各研究方向等都要积极开展学术交流。在举办的形式上，按照重点突出、特色鲜明、主题明确的原则，采取学术年会、高层次人才论坛、主任沙龙、青年科技论坛、主题研讨等多种有效形式，保持学术交流的多样化，不断丰富和发展医院的学术交流活动。

此外，学术交流还不能局限于"请进来"，更要注重"走出去"，要鼓励和支持青年人才积极参与院内外各种形式的学术交流活动，真正做到"百花齐放、百家争鸣"，鼓励学科成员到医院外参加学术活动。这样不仅可以解决"众口难调"的问题，而且可以宣传学科，提高学科及学科成员个人的知名度。"请进来"和"走出去"的交流与合作，对学科成员进行创造性思维教育将有极大的启发作用。同时，在交流合作过程中，能扩大影响，赢得声誉，提高学科成员的积极性，并且也有机会获得更多的支持，争取到更多的帮助。

中医医院要有充分的学术自由环境，没有学术自由就不可能有理论创新。

7. 扩大学科的辐射能力

"辐射"原是一个物理学名词，是热传播的一种，即从热源沿着直线向四周发散出去，后引申为从中心向各个方向沿着直线伸展出去。从思维角度看，辐射思维其实就是发散性思维，对一些问题以不同的角度或维度来观察和思考，多方面地寻求这个问题的解决方法、方案。辐射思维是一种具有多向性和跨越性优势的思维模式，可以帮助我们打破陈旧的思想观念，以具有创新性的认知去提出新的观点。因此，我们要培养和扩大学科的辐射能力，构建优势学科群。

(1) 学科专业的辐射。学科建设是一项非常重要的内容，利用有限的人力、财力和物力资源，争取高水平科研项目，产出更大的研究成果，是学科建设的内在动力。只有通过学科之间、学术之间的不断交流，通过精心组织、积极参与，才能争取承担重大项目的支持，增强原始创新和集成创新的能力，扩大学科的知名度。

(2) 构建优势学科群。以重点学科为"龙头"，充分发挥重点学科的辐射带动作用；以患者的疾病需求为"导向"，实行内外科融合、多学科交叉渗透的中心运行模式；以疾病诊治链为"纽带"，整合优势医疗资源；以覆盖医院多种学科的会诊为平台，联合协作，共同攻关，有机地组合成"动态疾病诊治链"，全方位提高临床诊疗水平；以平台建设为"支撑"，使科研平台和信息化平台的设计规划落到实处，建设科学管理和运行机制，开放共享现有资源，推进产业、学科、研究合作一体化的进程，实质性提高科研成果产出，高质量的人才培养，全面提高医院优势学科群的竞争力。

第七节 中医医院学科文化建设精细化管理

学科文化是学科在医疗工作实践的基础上，日积月累，不断倡导并精心培育而生成的一种群体文化，其核心是精神文化，包括发展愿景、管理理念、群体意识、思想作风、精神风貌、审美情趣、价值观念和行为规范等方面。学科文化是学科运行和发展的"程序"和灵魂，决定着学科发展的速度和质量。

学科文化建设是中医医院学科建设的"魂"，是一所医院学科建设的基因和精神内涵，决定着该学科的外在风貌和生命力。从学科建设和发展的规律来看，学科文化建设是学科发展的源泉，可以为学科进步提供源源不断的动力。学科文化建设水平既是学科发展程度的标志，同时又是学科继续进步的基础和精神力量。先进的学科文化可以促进学科自身的长远发展，促进学科的交流、融合、创新，使得学科不断完善，声名远扬。

一、中医院加强中医药文化建设是把握中医医院办院方向的需要

中医药文化是中华民族中医药物质财富和精神财富的总称；应该是中医药行业独有的思想观念、行为规范和人文习惯。中医医院应该是什么样子的？就应该从这个医院的文化特征中表现出来，并不是说医院里有几个中医，有中药房就是中医医院了；也不能说医院里有一些西医设备，做一些外科手术，就不是中医医院了。中医医院究竟应该有哪些特征？目前无论是中医医院领导层、中医医院职工，还是社会公众的脑子里并没有一个固定的模式。

中医医院的建立是中华人民共和国成立后几十年的事，在此之前，中医行医大多是个体坐堂，即使是历代皇家设立了"太医院"，也不是现代意义上的医院。我国中医医院建立之初，并没有一个固定的模式可以借鉴，换句话说谁也不知道中医医院应该是怎样的一个架构，所以大多数的中医医院往往都是比照西医医院的模式建立起来的，在其后发展的几十年里，中医医院同西医医院在同样的规范下发展着自己，以至到今天不得不提出中医医院姓"中"还是姓"西"的问题。到今天，我们认识到医院姓"中"还是姓"西"，从根本上说还是一个文化问题。

在文化的创造与发展中，主体是人，客体是自然，而文化便是人与自然、主体与客体在实践中的对立统一物。这里的"自然"，不仅指存在于人身之外并与之对立的外在自然界，也指人类的本能、人身体的各种生物属性等自然性。弘扬一种文化的出发点是从事改造自然、改造社会的活动，进而也是改造人自身的活动。人创造了文化，同样文化也创造了人。所以中医医院发展到今天，我们也应该反思，需要什么样的文化来指导医院的构建，来指导中医医院的办院方向。我们认为应该大力提倡中医医院进行中医药文化建设的高层次内涵，用中国传统文化和中医药文化，作为构建中医医院的指导思想。

中医医院要有自己的文化特征，就必须要加深对中医文化的理解。医院的文化建设既反映在医院环境、功能的不断改观上，更反映在职工个体与群体素质（生理与心理的、技艺与道德的、自律与律人的）的不断提高和完善上。医院文化的构建体系如图 25 所示。

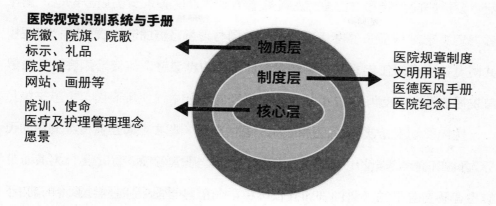

医院视觉识别系统与手册
院徽、院旗、院歌
标示、礼品
院史馆
网站、画册等

院训、使命
医疗及护理管理理念
愿景

物质层
制度层
核心层

医院规章制度
文明用语
医德医风手册
医院纪念日

图 25　医院文化的构建体系

二、中医医院学科文化建设精细化管理

医院文化建设与医院管理相辅相成，医院文化是医院精细化管理工作的延伸、发展，而医院管理则是建立在医院文化的基础上。医院文化是医院所有职工在医疗工作的过程中统一共有的理念与信仰，以及价值观与行为准则。而医院的学科文化是学科发展中的柔性纽带，起到关键性的协调作用。

（一）培育人本文化，构筑医院学科发展动力

学科人本文化的建设要面向两个群体：外部患者和内部医务人员。在实践中，要不断提升对患者的吸引力和对医务人员的凝聚力。

1. 应着力培育"患者至上"的文化

为患者解决病痛是医院永恒的主题，也是学科建设发展的初心。虽然不能够说"患者永远是对的"，但可以说"患者永远是第一位的"，要树立"以患者为中心"的服务理念。

医院应尊重患者的生命权、健康权和自主权，尤其是患者的知情同意权。现代医学模式已逐渐由"生物医学模式"转变为"生物—心理—社会医学模式"，要求医务工作者不仅要看到"病"，更要着眼于"人"，包括患者对疾病的认识，

配合治疗的能力等方方面面。医院要着力于改善医务人员的服务态度，视患者为亲朋好友，从而获得患者及家属的认同与理解，建立和谐友善的医患关系、共同对抗疾病的伙伴关系，赢得患者对医院的忠诚感、信任感，使之成为学科发展的重要驱动力。

医院要切实落实"患者价值最大化"的工作要求。从患者利益出发，医务人员在诊疗流程设计上充分考虑患者需求，删繁就简，优化整合，从而带给患者最大的便利；同时，在诊疗过程中，要充分发挥多学科联合诊治的功能，及时缓解、诊治患者病痛。只有心怀仁爱，才能更好地理解患者的病痛和心理需求。只有把人文精神整合入医学实践中，才能有效地提高医患之间的交流能力，更深入地洞察患者的叙述，寻找更多的促进健康的方法，才能得到患者的满意和认可，使学科的社会服务功能最大化。

2. 应着力于培育"医务人员为学科发展之本"的文化

正所谓兴业之本，唯在用人。医务人员是医院学科的内部客户，善用之，可对学科的发展产生极大的推动和促进作用。为了更好地营造内部医务人员人本文化，医院必须充分抓好"人"的作用，营造良好的人文氛围。人才是决定学科能否取得长足发展的第一因素、第一资源，要营造尊重人才、重视人才的氛围，以更大的胸怀、更广阔的视野，把学科建成一流人才向往的地方。

打造一支规模强大、结构合理、素质优良的人才队伍，建立健全学科骨干人才的引进与任职的激励考核机制，做好学科骨干人才队伍优化配置的关键是，医院要大胆解放思想，不拘一格培养和引进人才，创新人才培养机制、管理机制、激励机制、竞争择优机制，通过公开打擂、择优选拔、竞争上岗等方式，吸引高层次人才。

医院要充分发挥学科"一把手"的引领作用。学科带头人的重要性不容忽视。学科文化建设的重任首先落在"一把手"的领导上。医院学科建设有赖于一支熟悉管理、业务娴熟、学术深厚、德才兼备的高层次学科带头人，"引进一个头，带好一个科"已经形成广泛共识。

（二）培育创新文化，抢占医院学科发展增长点

创新是引领发展的第一动力，科技创新是医院取得长久发展的一个永恒主题。培养医院学科创新文化，就是要求重视科技创新在学科建设中的作用，采取有效措施，深化改革，破除制约创新的制度障碍，促进科技创新与制度创新协同发展，两个轮子一起转。医疗技术水平的提高是医院学科建设与发展的最终目的与落脚点，通过科技创新，凝聚学科创新发展方向，着力于开展面向临床前沿与需求的科技研究，解决临床实践中急需解决的重大问题与难题，可促进学科建设的发展，推动医院学科取得新的发展增长支撑点，实现医学科技水平的跨越。

1. 通过自主创新和"拿来主义"，大力开展特色技术

在保持和发展现有特色项目的同时，医院学科要选准和凝练技术主攻方向，通过自主创新和"拿来主义"进一步做精、做特、做强；通过大力开展临床项目研发和引进高精尖技术，重点扶持一批有重大突破、可切实提高临床诊疗水平的新技术项目，进一步强化和巩固特色优势，进一步提高医疗技术水平。

2. 大力发展转化医学

转化医学 (Translational Medicine) 是近年来国际医学健康领域非常热门的概念，与个性化医学、可预测性医学等一同构成系统医学的体系。随着科学技术的发展，医疗技术的半衰期越来越短，转化医学应运而生。将基础研究的成果转化成为患者提供的真正实际治疗手段，强调科研（实验室）紧密连接临床应用（病床），从而缩短基础与临床之间的距离，为学科发展赢得更广阔的发展空间。

3. 强化专利意识

专利制度是对发明人和知识产权的保护。医院学科应该强化对发明人及知识产权的保护意识，制定相应的保护措施，防止知识产权的流失。同时还要强化产业的开发管理力度，将发明专利申报工作和具备良好应用前景的项目研发工作作为重点保障对象，从而实现科研成果的高质量转化。

（三）培育团队文化，打造医院学科发展着力点

随着疾病谱的改变，目前医学学科的发展趋势是分科、分类越来越细，呈现出学科专业高度分化又高度综合的态势。这在一定程度上影响了学科间协同效应的发挥，也影响了医院整体学科间的协调快速发展。因此，中医医院要以科学发展观为指导，充分发挥团队文化的引导和凝聚作用，使整个学科团队增强认同感、使命感和责任感，并转化为团队不竭的前进动力。

中医医院要努力营造和谐共进的学科团队文化，根据学科发展需要打破学科藩篱，把团队文化切实落实到中医教研中去，从而不断提升学科团队的集智、攻关和创新能力，突显学科群集攻关的优势。中医医院在不断健全和完善学科发展机制的同时，要以学科发展面临的实际问题为出发点，灵活地建立起以多学科为基础的研发创新团队、以项目或任务为导向的管理团队、以某一疾病为研究对象的诊疗团队、以某一项业务管理为需求的各个质量控制团队，推动医院学科优势互补，促进医院学科全面发展。

（四）培育形象文化，提升医院学科发展影响力

形象是知名度、美誉度、忠诚度的统一。医院学科的形象文化并不要求像医院整体形象那样，从设计标识做起，它更侧重于形成医院学科的品牌形象，是"院有专科，科有特色"的集中体现，是以学科优势、特色形成的"拳头产品"的外在彰显，是同行的认同、患者的广泛认可与信任。这就要求我们的学科建设者要在内涵建设上合力，同时在外延发展上发力。

一方面，在国内外的大型学术会议与研讨中，中医医院要广泛宣传，及时在同行医疗技术领域占领制高点。学科带头人和学科骨干要争取在国内、省内专业委员会中担任要职，获得话语权，坚持"有所为，有所不为"的品牌理念，营造品牌形象，扩大品牌影响力。

另一方面，中医医院要在社会上进行广泛宣传，让更多的患者知晓，慕名而来，充分利用已有的技术特色为患者解决病痛难题，造福人民群众，形成广泛的社会效应。

（五）培育执行文化，提升医院学科发展执行力

医院学科的执行文化应建立在制度的建设与落实之上。医院学科的发展最重要的落足点是医疗质量，以及围绕质量执行过程中的一系列行为。

1. 健全学科制定建设

中医医院要加强临床学科医疗质量管理，推进医疗服务质量持续改进，依据国家、省有关医疗质量规章制度，结合医院学科实际情况，出台相关病案质量考评标准，包括环节病案质量考评标准、终末病案质量考评标准、门诊病案质量考评标准、麻醉记录单质量考评标准、辅助检查报告单质量考评标准和上级医师工作质量考评标准等。

2. 着重抓学科质量执行力

中医医院要严格落实临床医疗核心制度，出台院前急救出诊管理制度、床位管理规定，同时，要规范新医疗技术的准入与管理，强化落实督促，不断精益求精。

3. 抓好医疗法制建设

中医医院要加强法制教育，使广大医务工作者做到心中有法，依法行医，自我约束不松懈，自觉抵制不良的利益诱惑，要在学科内外大力弘扬廉洁奉公行医的好人好事，严厉整顿违反行医准则的行为。

三、中医医院学科文化精细化管理的作用

医院的学科文化建设犹如春风化雨、润物无声，有着许多独特的作用和辐射方式、途径，需要每一个学科管理者去认识和掌握运用。

1. 导向作用

医院学科文化积淀和创新所形成的管理哲学、人文精神等都具有极强的导向性和引领性。学科带头人的意图和能力如果通过文化的作用转变为整个学科的发展目标、发展定位，就更容易得到学科团队成员的认同和追随。一个称职的学科带头人必须善于驾驭学科文化建设的马车，将简单的行政命令、工作要求，通过一定的管理方式，转变为学科团队成员的自觉追求，这比单一的命令手段更为有效。

2. 凝聚作用

学科文化最重要的作用方式是保持较强的凝聚作用。医院学科管理有起伏、有危机、有创新，但更多的是一种常态管理。要使学科团队保持一种良好的管理姿态，最重要、最有效的管理方法就是通过医院学科文化的力量将全部成员团结在一起，形成一体的境界。同时，学科对其成员的包容性是不同学科文化凝聚功能的共同表征，而且优势学科与集约型学科文化具有更为强大的凝聚功能。

3. 熏陶作用

医院学科文化是一种活动，更是一种氛围、一种环境。成长在其中的人多多少少都会打上它的烙印。我们经常会说，一个医院走出来的人，往往会有同一种或相近的饱含这家医院色彩的素质和行为品质。学科同样如此。学科带头人和学科管理者都要重视学科文化的熏陶作用，有很多时候，氛围和团队的群体要求都会是一种无声的命令、无声的行为规范。

4. 协调作用

医院学科的管理组织系统中，协调是非常重要的功能。学科带头人、后备带头人、学科骨干之中有高、低、快、慢、大、小之分，在学科管理工作中更加需要相互之间的配合、协调与调适。管理中各个组织与成员能否协调共事，文化具有重要的协调作用。学科文化建设的水平具有强化与弱化、扩大与缩小行政命令的效应。学科带头人要认识到学科的管理，大多数都是一个长期和渐进的过程。当然，危机之时、创新之际、关键时刻，学科文化具有强推力作用。

5. 认同作用

医院学科文化建设的目的是使本学科和学科成员更多地产生认同作用，表现为学科成员对学科带头人管理决定与措施的接受、参与并积极发挥作用。团队成员认同学科带头人就是推动力，怀疑或反对学科带头人就是阻力。认同能产生昂扬奋进的精神，认同也能产生自觉遵循的要求。尊重成员是认同的前提，学科带头人要承认学科成员的多样性和差异性，包括思想水平、经验能力、文化水准、性别、年龄、种族等方面的多样性和差异性；要让每一位学科成员都有施展才能的空间，要将成功和奖励的机会更多地让给学科的年轻骨干。

6. 竞争作用

在当前的市场经济条件下，医院学科的文化建设与医院的兴衰成败都息息相关。学科团队成员是否稳定与认同学科带头人，都与学科的发展、成长密切相关。医院学科文化建设产生的竞争作用主要表现在：①群体上的创新性和先进性上，要与其他学科相争，这是非常可贵的集体荣誉感；②个体上的不甘落后，力争各方面都表现优良，这是非常可贵的积极性。

7. 升华作用

好的医院学科文化具有凝神聚力、提升组织与成员能力和水平的作用，能将学科成员的潜能充分调动和挖掘出来。这种升华程度是不可估量的，也是因人而异的，没有统一的定式和界限。从学科带头人的角度来看，学科文化建设的升华作用主要表现在：促进新知识的产生；使学科管理问题简单化；激励成员不断学习提高；使学科内信息畅通，防患于未然；形成忠诚如一的团队精神。

总之，在医院学科建设精细化管理中，文化既可以是其中的一个节点，又可以是整个链条，贯穿全部。优秀的医院学科文化是实现学科精细化管理的必要条件，也是提高精细化管理制度执行力的保证。

第八节 中医医院学科建设绩效评价精细化管理

对于各行各业来说，"绩效"都是需要进行思考与研究的。"绩效"的含义究竟是什么呢？可以将"绩效"从三个角度进行剖析，分别是医院院长、管理团队和医院员工。首先，医院院长可利用绩效这一指标对员工是否认真工作进行衡量；其次，在管理团队内部，可以绩效来评判每位成员的能力与工作态度；最后，员工自身可以以绩效来定义自己在工作和组织中的地位与作用。

从绩效管理本身来讲，始终需要与结果和行为过程相结合，不能单独判断和评价，否则会脱离其本身价值性。其最关键性问题是：如何对绩效问题进行考量。

绩效评价是指考评主体对照工作目标和绩效标准，采用科学的方法，评定工作任务完成情况、职责履行程度等。绩效评价体系主要涉及评价主体、评价周期、评价方法的设定等内容。

那么学科绩效评价又该如何理解呢？某学科在时间和其他条件要求下进行工作并产生一定的结果，学科绩效评价就是对该结果进行评估，评判其结果是否满足整体导向和科学操作等原则性要求，是否已建立健全成为较为完善的指标体系。精细化的学科绩效评价不是静态不变的，而是一个能与外部环境变化、内部管理细化动态适应和促进的过程。

一、中医医院学科绩效评价的现况

近年来，我国关注医学方面的研究论文和期刊逐渐增多，投身于医学事业的有志之士也越来越多，因此我国的医学项目发展速度也呈飞跃式提高，不断出现的研究评价文章也为中医医院的综合发展提供了文献基础。

对我国的医学发展情况，可从以下三个层面进行评价分析。

(1) 验收评价，在固定的审核标准下的一段时间内，学科工作成绩将由该学科专家学者和政府部门进行审核，判定该学科所取得的工作成绩是否符合价值标准要求。例如各地方级中医药管理局对当地中医医院重点学科的验收，也叫作鉴定评价。

(2) 水平评价，指横向评判同类学科并排序，例如针对学科评估的学位质量评价。

(3) 选优评价，指在学科平均基础上产生的竞争性，是对更突出成绩的评价，例如专科中心、研究所等极具吸引力的选拔，有一定的激励作用。

除了上面列举的主要作用，综合评价同时对其他层面的发展也起着不可或缺的作用。不管是对于学科内部人员的集中探讨，还是对整个学科架构的监控剖析，抑或是对行业竞争力的形成分析，都充当着引导及铺垫的成分。

综合国内情况，总体来说对评价体系中医疗工作、科研工作、教学工作、学科带头人和学术梯队情况等指标的重要性和必要性的认识已无争议，但指标内涵及权重却因观点、标准、要求的不同和医院性质、任务等实际情况的不同而不尽相同。

2021 年 3 月 30 日，国家卫生健康委员会官网公布了《关于 2019 年度全国三级公立医院绩效考核国家监测分析有关情况的通报》(以下简称《通报》)。这是继去年首次三级公立医院绩效考核发布后，国家层面公布的第二次医院全国"大考"成绩。《通报》中分析了 2019 年度全国三甲医院发展现状，以及从此次绩效考核中发现的一些主要问题。

二、中医医院学科建设绩效评价精细化管理

中医医院学科绩效考评精细化管理就是由传统的粗放型、经验式管理向精细化、科学化管理转变，以科学管理为基础，以现代信息技术为手段，以精细操作为特征，将管理责任具体、明确，对每个岗位、每一项考核的内容，都建立起一套科学的考核办法。

由于绩效具有层次性，绩效目标、绩效评价指标也应具有层次性。精细化绩效管理必须采用科学的、系统的方法将组织的整体战略目标依据学科目标任务，分解为近期与整体的绩效目标，并在不同的阶段取得平衡和认可。

确定绩效考评指标时要注意调查和收集相关历史信息，否则确立的目标就会因没有现实基础而无法使用。同时要考虑长期与短期、最低与最高、个人与团队等的平衡。绩效评价指标还要有定性与定量、主观与客观之分。对于不同的学科，适用于不同的评价指标以及不同的权重和分级标准。

精细化管理有自己的评价指标，对于医院而言，精细化主要指目标与定位以及过程细节的分解。对目标的分解应细化到每个负责人，各部门明确自身任务，分工的同时相互协作，在管理过程中要以最高标准严格要求，制定相关奖惩制度，注意调动人员工作积极性，增强各部门间联系，解决好工作过程中的各项基础性问题。

1. 评价指标体系要更加注重学科建设的内涵评价

在医学不断改革的背景下，医院管理并不是只对外扩散发展，技术的进步与观念的转变使管理层面开始注重其内部的结构优化发展。在以精益求精和科学有效为目的的前提下，学科建设综合评价仅作为一种手段，在学科建设中起着科学的引导性作用，在这一过程中，每个细节都对评价结果有着或

多或少的影响。客观排名作为一个表面数据，更多体现的是数据下的内部情况反映。因此，学科综合评价不能只针对数据建模，更要细化内部细节的研究，重视研究质量。

2. 定期修改完善学科建设评价指标体系

学科建设评价指标体系在建立后，不时会产生时代性问题或脱离当前外部环境的偏差，因此建设工作并不是一劳永逸，需与时俱进，结合时代发展和科技进步的背景定期对其进行监控和完善。在增加新内容的同时，也要在与专家学者进行研究商讨后，对落后而不适用的指标进行删减，从而避免占用有效空间，实现指标体系效用最大化。在建立指标体系时，要注意尽可能使用比率性指标，以比率趋势更明显地体现不同时期的发展情况。在此基础上，各医院可根据自身条件采取手机 App 或电脑软件的形式，使医务人员更加简便有效地实时了解学科评价动态情况。

3. 原创性研究及其贡献度应成为学科建设评价的核心

对于一流学科评价的"教授（人才）队伍""科研表现"两个指标，有人曾提出将其分别细化成以下几个问题：学科成员的论文是否在国际一流期刊发表？引用率如何？该学科所汇集的有贡献的知名学者有多少？分别对该领域有哪些突出贡献？据目前医院学科评价阶段情况来看，以上所提及的两个核心指标并未引起足够的重视。在学科评价整个系统体系中，基础的核心指标尤为重要，在学科发展中起着基础导向作用，只有重视并努力实现核心指标，将其做到最好，才有机会在学科领域中实现质的突破，从而向国际一流医院努力冲刺。

4. 中医医院预算管理的精细化需要完善配套制度

医院的财务预算管理要实现精细化，要真正落实并发挥效益，不能仅仅局限于预算制度本身，而应与组织管理制度的整体配套相结合，探索管理制度的精细化创新。

(1) 加强财务预算执行审计。这一做法是针对预算范围内的所有学科和资金项目，落实预算并且查漏补缺。首先要确定首要目标，突出重点。其次是进行监督控制，主要侧重点是将事后补偿转为提前预防和中程控制，从而解决错误与偏差性问题。

(2) 建立预算的完善考评制度。针对以往预算考评指标单一、责任追究不彻底、奖惩兑现不严格等问题进行改革创新，制定预算的动态考评制度。一方面，对业绩考核过程实时控制，发现错误与偏差及时纠正；另一方面，系统内部各操作阶段互相牵制与影响，使系统更加紧密联合起来并不断循环，从而起到对经营活动有效的实时控制。因此，作为最后一环节的预算考评，也便顺理成章成为下一循环的首要开始。

5. 中医医院绩效考核系统精细化需要"要素化"

中医医院始终要细化内部的考核管理因素，建立相关制度进行考核，以精化细节为目的，严格把控并监督，贯彻落实到每个层面。中医医院可以运用平衡记分卡这一有效测量工具，围绕财务绩效、内部运营、满足患者需求、增加细节、增强关联性，增加劳动强度要素、工作效率要素、技术含量要素和财务效能要素，重点突出影响医院长远发展生命力的医疗质量技术指标，使要素式平衡记分卡体系逐步成为清晰明确的医院战略指导。

三、如何认识医院学科建设绩效评价的作用与反作用

中医医院学科建设绩效评价是从投入与产出的角度出发，本着一定目标和准则，借助一定的统计学、运筹学方法，通过定性与定量的对比分析，就一特定学科建设期间人才培养、科学研究与学术交流等效益、价值进行综合测算与分析，以便进行系统的、科学的、有效的评价。

实践证明，当一个物体给另一个物体作用力时，受力的物体也同时给施力的物体一个作用力。前者称之为作用力，后者称之为反作用力。作用力与反作用力总是成对地出现，互为依存条件，没有作用力也就不存在反作用力，正如我们常说的：管理也是双刃剑。学科绩效评价也不例外。正确认识医院学科建设绩效评价的两面性，对树立正确的医院学科建设绩效观有着强大的现实意义。

1. 医院学科建设绩效评价的战略定位不可小视

作为一家中医医院的院长，最应重视的是什么？医院的使命是什么？医院的战略定位是什么？最重要的核心竞争力何在？医院的服务理念是什么？医院发展的动力是什么？很多医院的结构还带有传统性的管理模式，欠缺现代医院的治理结构，如何创新和改革？现在对医疗服务的评判标准就是治愈、好转、无变化、恶化，乃至死亡。事实上一个真正好的评判标准不仅仅是这些，如何将医疗服务和质量引入责任、控制和评判的绩效评价机制是很关键的问题。一些医院在人才队伍的建设上往往注重单个人才，忽视团队人才梯队建设；更多的是"拿来用"，很少自己激发培养，不注重挖掘本土人才的潜能，忽略了如何将自己的人才及学科建设纳入绩效评价的路线图中。这正是由战略定位不准确致使绩效评价偏离而引起的反作用。

2. 医院学科建设绩效评价的操作干预不可缺失

操作干预是适用于减少或消除期望目标与实际绩效之间差距的计划和方法，它基于前期的绩效分析和原因分析，由一系列针对差距根本原因的方法组成，最终达到改进绩效的目标。其中，组成干预方案的每一个方法，我们称之为干预措施。医院学科建设绩效评价的操作干预目的性很明确，就是分析和评价绩效执行过程中的偏离与误差，实时控制学科绩效执行过程中的短期行为。就如"种瓜得瓜，种豆得豆"的俗语一样，通过对绩效系统一系列的因果解剖和操作干预，并将其关系链镶嵌在各种绩效计划之中，使每一种评价指标都成为一系列因果关系中的一环，就能得到一种管理的捷径，且能使学科绩效战略同医院总体战略实现有机的联结。

3. 医院学科建设绩效评价的人才导向不可偏离

所谓导向，是指在一定的作用力下使某个事物或行为等向某个方向发展。学科人才的价值导向受医院的文化、理念及学科环境等诸多因素影响，其中绩效评价也是组织发展理念的重要组成部分。一个良好的学科人才绩效评价体系可以支撑医院持续产出高绩效，保证医院的长久发展，这一点是毫无疑问的。

一个好的学科绩效评价体系，是引领医院与各类人才到达一个共同愿景的航标。一个成功的管理者会引发改革，并为组织中的每个人的忠诚提供焦点，通过榜样的力量来诱导、激励年轻人才，把医院的愿景与学科的发展目标同人才的价值观相结合，并以此作为载体，将医院学科建设的续写使命传达给学科每个成员。

总之，中医医院学科绩效评价有助于调整重点学科的投入，挖掘重点学科的产出，提高学科效益水平。从国家的高度来看，中医医院学科建设绩效评价便于合理规划医疗资源的配置，调整学科的扶持方向，积极引导优势学科发展，削减"夕阳学科"的资源占有量。从中医医院的角度来看，医院学科建设绩效评价是医院总体战略管理杠杆中的一个支点，是医院管理决策系统中的一个不可缺少的"眼睛"和"抓手"。构建中医医院学科建设绩效评价的精细化管理，依赖于科学的、符合学科自身发展的管理工具和管理理念，将其作用于医院发展的实战中，着力于环节的"精准"、落实操作的"细化"，才能形成中医医院学科发展效率和效益的高度统一，医院管理精细化程度和运营效率才能持续提升。

参考文献

[1] 韦铁民 . 医院精细化管理实践 [M] . 北京：中国医药科技出版社，2017.

[2] 刘效仿 . 医院 6S 管理实战攻略 [M] . 北京：中国中医药出版社，2017.

[3] 易利华 . 医院精益管理链 [M] . 北京：中国协和医科大学出版社，2014.

[4] 汪中求 . 吴宏彪 . 刘兴旺 . 精细化管理 [M] . 北京：新华出版社，2005.

[5] 温德诚 . 精细化管理（Ⅱ）[M] . 北京：新华出版社，2005.

[6] 孙念怀 . 精细化管理（Ⅲ）[M] . 北京：新华出版社，2005.

[7] 陶永进 . 精细化管理（Ⅳ）[M] . 北京：新华出版社，2006.

[8] 罗立 . 精细化管理（Ⅴ）[M] . 北京：新华出版社，2006.